Notfallmedikamente
XXS pocket

W0058237

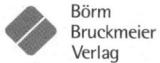

Börm
Bruckmeier
Verlag

Autoren:
Dr. med. Andreas Ruß
Fachärztliche Internistische Praxis
Kirchplatz 1
83734 Hausham
→ andreas.russ@media4u.com

Marc Deschka
Dechant-Heimbach-Str. 13
53177 Bonn
→ marc.deschka@media4u.com

Lektorat: Andrea Rauneker
Herstellung: Alexander Storck
Umschlagfoto: Marc Deschka

Wichtiger Hinweis
Der Stand der medizinischen Wissenschaft ist durch Forschung und klinische Erfahrung
ständig im Wandel. Autor und Verlag haben größte Mühe darauf verwandt, dass die
Angaben in diesem Werk korrekt sind und dem derzeitigen Wissensstand entsprechen.
Für die Angaben kann von Autor und Verlag jedoch keine Gewähr übernommen werden.
Jeder Benutzer ist dazu aufgefordert, Angaben dieses Werkes gegebenenfalls zu überprüfen
und in eigener Verantwortung am Patienten zu handeln.
Geschützte Warennamen (Warenzeichen) werden nicht besonders kenntlich gemacht.
Aus dem Fehlen eines solchen Hinweises kann also nicht geschlossen werden, dass es sich
um einen freien Handelsnamen handelt.

Die Deutsche Bibliografie verzeichnet diese Publikation in der Deutschen
Nationalbibliografie; detaillierte bibliografische Daten sind im Internet
über <http://dnb.ddb.de> abrufbar.

© **2009 Börm Bruckmeier Verlag GmbH**
Nördliche Münchner Str. 28, 82031 Grünwald, www.media4u.com

1. Auflage, Januar 2009, verbesserter Nachdruck der 1. Auflage
ISBN 978-3-89862-512-8
Printed in China through Colorcraft Ltd., Hong Kong

Vorwort zur ersten Auflage

Im Notfall muss man schnell und adäquat handeln. Deshalb ist es wichtig, die benötigten Arzneimittel und ihre Eigenschaften zu kennen oder sie schnell nachschlagen zu können.

Im **Notfallmedikamente XXS pocket** gibt es zu jedem Medikament ein Profil mit Angaben zu Darreichungsform, Dosierungen für Erwachsene und Kinder, Wirkung, unerwünschten Wirkungen und Inkompatibilitäten. Querverweise zu Medikamenten mit ähnlichen Wirkweisen zeigen mögliche Alternativen auf.

Reanimationsalgorithmen für Erwachsene und Kinder bieten einen schnellen Überblick über die aktuellen Empfehlungen für die Wiederbelebung.

Wir hoffen, dass Ihnen das Buch gute Dienste leistet und freuen uns über Anregungen, Lob und Kritik.

Die Autoren   Hausham und Bonn im Juli 2008

1   Arzneimittelprofile

Acetylcystein (ACC)

Antidot, Mukolytikum

Hn Appl	**Fluimucil Antidot 20%** Amp. 5g/25ml (1ml=0.2g=200mg; 100mg=0.1g=0.5ml)

Dos | **Paracetamol-Intoxikation:** initial 150mg/kgKG in 200ml Glukose5% über 15min i.v.:

5 kgKG	10 kgKG	15 kgKG	20 kgKG	30 kgKG	40 kgKG
0.75g	1.5g	2.25g	3g	4.5g	6g
50 kgKG	60 kgKG	70 kgKG	80 kgKG	90 kgKG	100 kgKG
7.5g	9g	10.5g	12g	13.5g	15g

dann: 50mg/kgKG in 500ml Glukose5% über 4h i.v.:

5 kgKG	10 kgKG	15 kgKG	20 kgKG	30 kgKG	40 kgKG
0.25g	0.5g	0.75g	1g	1.5g	2g
50 kgKG	60 kgKG	70 kgKG	80 kgKG	90 kgKG	100 kgKG
2.5g	3g	3.5g	4g	4.5g	5g

dann: 100mg/kgKG in 1000ml Glukose5% über 16h i.v.:

5 kgKG	10 kgKG	15 kgKG	20 kgKG	30 kgKG	40 kgKG
0.5g	1g	1.5g	2g	3g	4g
50 kgKG	60 kgKG	70 kgKG	80 kgKG	90 kgKG	100 kgKG
5g	6g	7g	8g	9g	10g

Glukoselösung auf 70 kg schwere Patienten berechnet, Verringerung bei leichteren Patienten oder Kindern möglich; **DANI** nicht erforderlich

Ind	Intoxikationen mit Paracetamol, Acrylnitril, Methacrylnitril, Methylbromid
KI	Keine
Wi	Verstoffwechslung in Hepatozyten zu Glutathion, das zur Entgiftung toxischer Paracetamolmetabolite benötigt wird
NW	Abfall des Prothrombinwertes, anaphylaktische Reaktionen
Info	Rp HWZ 30–40min, Q0 0.7, PRC B, Lact ?
Inkom	Kann mit den Antibiotika Amoxicillin, Doxycyclin, Erythromycin, Thiamphenicol und Cefuroxim in einer gemeinsamen Lösung verabreicht werden; nicht mit anderen halbsynthetischen Penicillinen, Tetracyclinen, Cephalosporinen sowie Aminoglycosiden mischen

Acetylcystein (Fortsetzung)

Lager	Keine besonderen Lagerungsanforderungen
s.a.	**Andidota:** Atropin → S. 18, Kalziumglukonat → S. 56, Digitalis-Antitoxin → S. 29, Dimercaptopropansulfonat (DMPS) → S. 33, Dimethyl-aminophenol (4-DMAP) → S. 31, Ethanol → S. 41, Flumazenil → S. 45, Hydroxycobalamin → S. 53, Naloxon → S. 71, Natriumthiosulfat → S. 74, Obidoximchlorid → S. 79, Physostigmin → S. 87, Toloniumchlorid → S. 107

Acetylsalicylsäure (ASS)

Thrombozytenaggregationshemmer, Analgetikum, NSAR, Phosphodiesterasehemmer

Hn Appl	**Aspirin i.v.** *Inj.Lsg. 500mg/5ml (1ml=0.1g=100mg)*

Dos: **Akutes Koronarsyndrom:** 500mg i.v.; **akute, mäßig starke bis starke Schmerzen, Fieber:** 0.5-1g i.v., max. 5g/d; **akuter Migräneanfall:** 1g i.v.; **Ki.: Fieber:** 10-25mg/kgKG/d i.v. (in 2-3 Einzelgaben):

5 kgKG	10 kgKG	15 kgKG	20 kgKG	30 kgKG	40 kgKG
50-125mg/d	100-250mg/d	150-375mg/d	200-500mg/d	300-750mg/d	400mg-1g/d

Ind	Akutes Koronarsyndrom, Angina-pectoris-Anfall mit Hinweis auf Myokardinfarkt; Schmerzen, Fieber; Migräneanfall
KI	Bek. Überempfindlichkeit, allergische Reaktionen und Asthmaanfälle auf NSAR/Salicylate in Vorgeschichte Magen-Darm-Ulzera, erhöhte Blutungs-neigung, schweres Leber- oder Nierenversagen, schwere nicht eingestellte Herzinsuffizienz, Kombination mit Methotrexat ab 15mg/W., Gravidität (letztes Trimenon, vorher strenge Ind.Stell.), Stillzeit; Anw.Beschr. bei Kindern und Jugendlichen mit fieberhaften Erkrankungen (Cave: Reye-Syndrom)
Wi	Hemmung der Cyclooxygenase ⇒ Prostaglandinsynthese↓ ⇒ Thrombozytenaggregation↓, analgetisch (Schmerz↓), antiphlogistisch (Entzündung↓), antipyretisch (Fieber↓)
NW	Allerg. Hautreaktionen, Schwindel, Tinnitus, Übelkeit, Erbrechen, Sodbrennen, Magen-Darm-Ulzera, Bronchospasmus, Blutbildungsstörungen, Panzytopenie, Blutungszeit ↑, Störung des Säure-Basen-Haushalts, Nierenfunktionsstörung, Abszesse bei i.m.-Anwendung
Info	HWZ (2-3)h, Q0 1.0, PPB 70-90%, PRC D, Lact ?
Inkom	Trockensubstanz in 5 ml Wasser für Injektionszwecke lösen; ausschließlich mit Natriumchlorid 0,9%, Glukose 5% und 10%, Ringer-Lösung und Ringer-Lactat-Lösung mischen
Lager	Nicht über +25°C lagern
s.a.	**Nonsteroidale Antirheumatika:** Metamizol → S. 64, Paracetamol → S. 82 **Opoid-Analgetika:** Fentanyl → S. 44, Morphin → S. 70, Pethidin → S. 84, Piritramid → S. 88, Tramadol → S. 108 **Fibrinolytika:** Alteplase → S. 14, Tenecteplase → S. 100 **Thrombozytenaggregationshemmer:** Clopidogrel → S. 26, Tirofiban → S. 105

Adenosin

Antiarrhythmikum

Hn Appl	**Adenosin Item** *Inj.Lsg.* 10mg/2ml, 50mg/10ml, 250mg/50ml (1ml=5mg=5000µg; 1mg=1000µg=0.2ml) **Adrekar** *Inj.Lsg.* 6mg/2ml (1ml=3mg=3000µg; 1mg=1000µg≈0.33ml)

Dos	**Paroxysmale AV-junktionale Tachykardien:** initial 3mg als Bolus i.v., bei persistierender Rhythmusstörung nach 2 min: 6mg i.v.; ggf. 9 bzw. 12mg i.v.

Ki.: initial 100µg/kgKG i.v.:

5 kgKG	10 kgKG	15 kgKG	20 kgKG	30 kgKG	40 kgKG
0.5mg	1mg	1,5mg	2mg	3mg	4mg

je nach Wirkung steigern um 50µg/kgKG alle 2min bis 250µg/kgKG:

5 kgKG	10 kgKG	15 kgKG	20 kgKG	30 kgKG	40 kgKG
+ 0.25mg (bis 1.25mg)	+ 0.5mg (bis 2.5mg)	+ 0.75mg (bis 3.75mg)	+ 1mg (bis 5mg)	+ 1.5mg (bis 7.5mg)	+ 2mg (bis 10mg)

DANI nicht erforderlich

Ind	Paroxysmale supraventrikuläre Tachykardien mit Beteiligung des AV-Knotens
KI	AV-Block II°-III°, Sick-Sinus-Syndrom, Vorhofflimmern, obstruktive Lungenerkrankungen, verlängertes QT-Intervall
Wi	Über Purin-1-Rezeptoren vermittelte Verlangsamung der Überleitungszeit am AV-Knoten und Sinusknoten ⇒ Terminierung v. Reentry-Tachykardien; Relaxierung von Gefäßmuskelzellen
NW	Flush, thorakale Schmerzen, Bradykardie, Asystolie (meist transient), Sinuspause, ventrikuläre u. supraventrikuläre Extrasystolen, AV-Block, ventrikuläre Tachykardien, Vorhofflimmern, Dyspnoe, Kopfschmerzen, Schwindel, innere Unruhe, Verschwommensehen, metallischer Geschmack, Bronchospasmus, Blutdruckabfall
Info	Rp HWZ < 10s, Q₀ 1.0, PRC C, Lact ?
Inkom	Adrekar: Inkompatibilitäten nicht bekannt, Adenosin Item: nur mit NaCl 0.9% mischen
Lager	Adrekar, Adenosin Item: bei Raumtemperatur lagern
s.a.	**Antiarrhythmika:** Adenosin → S. 10, Adrenalin → S. 11, Ajmalin → S. 13, Amiodaron → S. 16, Digoxin → S. 30, Esmolol → S. 39, Metoprolol → S. 67, Verapamil → S. 111

Adrenalin (Epinephrin)

Sympathomimetikum, Betamimetikum, Nebennierenrindenhormon, Adrenergikum, Vasopressor, Antiarrhythmikum, Bronchodilatator

Hn Appl	
	Suprarenin *Amp. 1mg/1ml; Inj.Lsg. 25mg/25ml (1ml=1mg=1000µg)*
	Adrenalin Jenapharm *Amp. 1mg/1ml (1ml=1mg=1000µg)*
	Anapen *Autoinjektor 0.15mg/0.3ml (1ml=0.5mg=500µg; 1mg=1000µg=2ml); 0.3mg/0.3ml (1ml=1mg=1000µg*
	Fastjekt *Fertigspr. 0.15mg/0.3ml (1ml=0.5mg=500µg; 1mg=1000µg=2ml); 0.3mg/0.3ml (1ml=1mg=1000µg)*
	Infectokrupp Inhal *Dosierhub 0.56mg/0.14ml*

Dos

Kardiopulmonale Reanimation: jeweils 1mg mit NaCl 0,9% auf 10ml verdünnen (⇒ 1ml=0.1mg=100µg), 1mg i.v. alle 3–5min; falls kein i.v.-Zugang verfügbar: 2-3mg (mit NaCl 0,9% auf 10ml verdünnt) endotracheal. **Ki.:** 0.01mg/kgKG i.v. oder i.o.:

5 kgKG	10 kgKG	15 kgKG	20 kgKG	30 kgKG	40 kgKG
0.05mg	0.1mg	0.15mg	0.2mg	0.3mg	0.4mg

oder 0.1mg/kgKG in 3-5ml NaCl 0.9% endotracheal alle 3-5min; bei persistierender Erfolglosigkeit 0.1mg/kgKG i.v. oder i.o.:

5 kgKG	10 kgKG	15 kgKG	20 kgKG	30 kgKG	40 kgKG
0.5mg	1mg	1.5mg	2mg	3mg	4mg

Schwere Anaphylaxie: 0.1mg langsam i.v., je n. Wirkung initial alle 1-2, später alle 5min wiederholen; ggf. Perfusor (s.u.) mit 0.05-0.5µg/kgKG/min i.v.:

50 kgKG	60 kgKG	70 kgKG	80 kgKG	90 kgKG	100 kgKG
2.5-25µg/min =1.5-15ml/h	3-30µg/min =1.8-18ml/h	3.5-35µg/min =2.1-21ml/h	4-40µg/min =2.4-24ml/h	4.5-45µg/min =2.7-27ml/h	5-50µg/min =3-30ml/h

Ki.: 0.01mg/kgKG über 1-2min i.v. oder i.o., ggf. alle 15-20 min wiederholen:

5 kgKG	10 kgKG	15 kgKG	20 kgKG	30 kgKG	40 kgKG
0.05mg	0.1mg	0.15mg	0.2mg	0.3mg	0.4mg

ggf. Perfusor (s.u.) mit 0.05-0.5µg/kgKG/min i.v.:

5 kgKG	10 kgKG	15 kgKG	20 kgKG	30 kgKG	40 kgKG
0.25-2.5 µg/min =0.15-1.8ml/h	0.5-5 µg/min =0.3-3ml/h	0.75-7.5 µg/min =0.45-4.5ml/h	1-10 µg/min =0.6-6ml/h	1.5-15 µg/min =0.9-9ml/h	2-20 µg/min =1.2-12ml/h

Akute allergische Reaktionen (Selbstmedikation): 0.3mg i.m.: **Ki.:** 15-30kgKG: 0.15-0.3mg i.m.; >30kgKG: 0.3mg i.m. **Akute stenosierende Laryngotracheitis:** 7-14 Dosierhübe (= 4-8mg) über Vernebler applizieren

Adrenalin (Fortsetzung)

Perf	**5ml Suprarenin (=5mg) + 45ml NaCl 0.9%** (= 50ml=5mg; 1ml=0.1mg=100µg) ⇒ 0.6ml/h=1µg/min (siehe auch Umrechnungstabelle hintere Umschlagseite)
Ind	Kardiopulmonale Reanimation (Kammerflimmern, Asystolie), Anaphylaxie, allergische Reaktionen, Status asthmaticus
KI	Hypertonie, Hyperthyreose, Phäochromozytom, Glaukom, paroxysmale Tachykardie, hochfrequente abs. Arrhythmie, Cor pulmonale, Blasenentleerungsstörungen
Wi	Beta-agonistische Wi > alpha-Wi; Herzfrequenz ↑, Kontraktionskraft des Herzens ↑, Erregbarkeit des Herzens ↑; systolischer Blutdruck ↑, diastolischer Blutdruck ↓; Bronchodilatation
NW	Tachykarde Rhythmusstörungen, Kammerflimmern, Angina pectoris, hoher Blutdruck, Vasokonstriktion, Hyperglykämie, Übelkeit, Erbrechen, Tremor, Nervosität, Angst, Kopfschmerzen, Halluzinationen
Info	HWZ 1–3min, Q_0 >0.7, PRC C, Lact ?
Inkom	Suprarenin: insb. bei pH-Werten >5 empfindlich auf Sauerstoff und Metallionen
Lager	Suprarenin Amp. und Durchstechflasche: vor Licht geschützt (z.B. in der Umverpackung) bei +2°C – +8°C lagern; bei Raumtemperatur (25°C) verkürzt sich die Lagerungsdauer auf 6 Monate
s.a.	**Sympathomimetika:** Dobutamin → S. 35, Dopamin → S. 36, Orciprenalin → S. 81, Noradrenalin → S. 78 **Parasympatholytika:** Atropin → S. 18 **Antiarrhythmika:** Adenosin → S. 10, Ajmalin → S. 13, Amiodaron → S. 16, Digoxin → S. 30, Esmolol → S. 39, Metoprolol → S. 67, Verapamil → S. 111

Ajmalin

Antiarrhythmikum Klasse Ia

Hn Appl	**Gilurytmal** *Amp. 50mg/10ml (1ml=5mg; 1mg=0.2ml)*
Dos	**Supraventr. Tachykardie bei WPW-Syndrom:** 50mg über 5min i.v.; ggf. erneut 50mg nach 30min; ggf. Perfusor mit 20-50mg/h i.v., max 1200mg/24h; **DANI** sorgfältige Dosiseinstellung
Perf	**5 Amp. Gilurytmal (=5x50mg/10ml) pur** (=50ml=250mg; 1ml=5mg) $\Rightarrow$ 0.2ml/h=1mg/h
Ind	AV-junktionale Tachykardien, supraventrikuläre Tachykardien bei WPW-Syndrom, paroxysmales Vorhofflimmern, schwerwiegende symptomatische ventrikuläre Tachykardien, DD des WPW-Syndroms (Ajmalin-Test)
KI	Bradykardie <50/min, Erregungsleitungsstörungen, AV-Block II-III, Adam-Stokes-Anfälle, manifeste Herzinsuffizienz (EF < 35%), Digitalisintox., hypertrophe Kardiomyopathie, bis 90 Tage nach Myokardinfarkt, erhebl. Verbreiterung des QRS, QT-Verlängerung, Myasthenia gravis
Wi	Na^+-Einstrom $\downarrow$ $\Rightarrow$ Depolarisation $\downarrow$, Leitungsgeschwindigkeit $\downarrow$, Erregbarkeit des Herzens $\downarrow$, Kontraktionskraft des Herzens $\downarrow$; K^+-Ausstrom $\downarrow$ $\Rightarrow$ Aktionspotential-Dauer $\uparrow$, Refraktärzeit $\uparrow$
NW	Transaminasen $\uparrow$, Cholestase, Blutbildveränderungen, Proarrhythmien, Reizleitungsstörungen, Asystolie, Anstieg der Kammerfrequenz bei Vorhofflimmern, Flush-Symptomatik; Magen-Darm-Beschwerden
Info	HWZ 1.6h, Q_0 0.85, PPB 75%
Inkom	Nicht mit Furosemid oder alkalischen Lösungen mischen
Lager	Vor Licht geschützt (z.B. in der Umverpackung) lagern
s.a.	**Antiarrhythmika:** Adenosin → S. 10, Adrenalin → S. 11, Amiodaron → S. 16, Digoxin → S. 30, Esmolol → S. 39, Metoprolol → S. 67, Verapamil → S. 111

Alteplase (t-PA)

Thrombolytikum

Hn Appl	**Actilyse** *Inj.Lsg. 10mg/10ml, 20mg/20ml, 50mg/50ml (Trockensubstanz + Wasser für Injektionszwecke als Lösungsmittel)*

Dos **Herzinfarkt:** 15mg i.v. in 2min, dann 50mg über 0.5h, dann 35mg über 1h; < 65kgKG: 1. Dosis 15mg, 2. Dosis 0.75mg/kgKG, 3. Dosis 0.5mg/kgKG; Komb. mit Heparin:

Körpergew.	45 kg	50 kg	55 kg	60 kg	≥ 65 kg
1.Dosis	15mg in 2min	15mg in 2min	15mg in 2min	15mg in 2min	15mg in 2min
2.Dosis (Perfusor)	33.75mg in 30min	37.5mg in 30min	41.25mg in 30min	45mg in 30min	50mg in 30min
3.Dosis (Perfusor)	22.5mg in 60min	25mg in 60min	27.5mg in 60min	30mg in 60min	35mg in 60min
Gesamtdosis	71.25mg	77.5mg	83.75mg	90mg	100mg

Lungenembolie: 10mg i.v. über 2min, dann 2. Dosis (90mg) über 2 h; Komb. mit Heparin; < 65kgKG: Gesamtdosis max. 1.5mg/kgKG:

Körpergew.	45 kg	50 kg	55 kg	60 kg	≥ 65 kg
1. Dosis	10mg in 2min	10mg in 2min	10mg in 2min	10mg in 2min	10mg in 2min
2. Dosis (Perfusor)	57.5mg in 120min	65mg in 120min	72.5mg in 120min	80mg in 120min	90mg in 120min.
Gesamtdosis	67.5mg	75mg	82.5mg	90mg	100mg

Zerebrale Ischämie: 0.9mg/kgKG, davon 10% als Initialbolus; Rest über 1h als Perfusor (max. 90mg), kein Heparin!

Körpergew.:	60 kg	70 kg	80 kg	90 kg	≥ 100 kg
Initialbolus:	5.4mg	6.3mg	7.2mg	8.1mg	9.0mg
Rest: (Perfusor)	48.6mg in 60min	56.7mg in 60 min	64.8mg in 60 min	72.9mg in 60 min	81.0mg in 60min
Gesamtdosis	54mg	63mg	72mg	81mg	90mg

Perf Mit Wasser für Injektionszwecke aus der berechneten Gesamtdosis eine Lösungskonzentration von 1ml=1mg oder 1ml=2mg herstellen, z.B. 100mg Actilyse in 50ml Wasser f. Inj.-zwecke lösen (=50ml=100mg; 1ml=2mg); Weiterverdünnung der Lösung mit NaCl 0.9% bis zu einer Mindestkonzentration von 0.2mg/ml möglich

Ind	Akuter Herzinfarkt innerhalb 6–12h n. Symptombeginn, akute Lungen-embolie, akute zerebrale Ischämie innerhalb 3h n. Symptombeginn u. nach Ausschluss intrakranieller Blutung
KI	Bekannte Blutungsneigung, orale Antikoagulanzientherapie (z.B. Marcumar), manifeste oder kurz zurückliegende schwere Blutung, bestehende, anamnest. bek. oder V.a. auf intrakraniale Blutung, V.a. oder Z.n. Subarachnoidalblutung, Schädigung des ZNS i.d. Anamnese (Neoplasma, Aneurysma, intrakraniale od. spinale OP), kurz zurückliegende (< 10d) traumatische externe Herzmassage, Entbindung, kurz zurückliegende Punktion eines nicht komprimierbaren Blutgefäßes, unkontrollierbare schwere art. Hypertonie, bakt. Endokarditis, Perikarditis, akute Pankreatitis, Magen-Darm-Ulzera in den letzten 3 M., Ösophagusvarizen, art. Aneurysmen, arteriovenen. Missbildung, Neoplasie mit erhöhtem Blutungs-risiko, schwere Lebererkr.; bei Ind. Herzinfarkt, Lungenembolie: Schlaganfall i.d. Anamnese; bei Ind. cerebr. Ischämie: Schlaganfall in den vergangenen 3 Monaten, Krampfanfall zu Beginn des Schlaganfalls, Thrombo < 100/nl, Heparingabe in den letzten 48h, Schlaganfall i.d. Anamnese + Diabetes
Wi	Rekombinanter, menschlicher Gewebs-Plasminogenaktivator, der Plasminogen direkt zu Plasmin aktiviert, welches Fibrinerinnsel auflöst
NW	Blutungen, Reperfusionsarrhythmien, anaphylaktoide Reaktionen
Info	Rp HWZ 26–46min, Q0 1.0, PPB 0%, PRC C, Lact ?
Inkom	Keine Mischung mit anderen Arzneimitteln, ggf. über separaten Zugang verabreichen
Lager	Vor Licht geschützt (z.B. in der Umverpackung) und nicht bei Temp. > +25°C lagern
s.a.	**Fibrinolytika:** Tenecteplase → S. 100 **Thrombozytenaggregationshemmer:** Acetylsalicylsäure → S. 9, Clopidogrel → S. 26, Tirofiban → S. 105

Amiodaron

Antiarrhythmikum Klasse III

Hn Appl	**Amiodaron ratioph.** *Amp. 150mg/3ml (1ml=50mg; 10mg=0.2ml)*
	Cordarex *Amp. 150mg/3ml (1ml=50mg; 10mg=0.2ml)*
	Cordarone *Amp. 150mg/3ml (1ml=50mg; 10mg=0.2ml)*

Dos   **Reanimation mit rezidiv. Kammerflimmern oder pulsloser VT:** 300mg i.v.; **supraventrikuläre und ventrikuläre Rhythmusstörungen:** 5mg/kgKG über 3min i.v. (erneute Injektion frühestens n. 15min):

50 kgKG	60 kgKG	70 kgKG	80 kgKG	90 kgKG	100 kgKG
250mg	300mg	350mg	400mg	450mg	500mg

Dauerinfusion 10-20mg/kgKG in 250–500ml Glukose5% über 24h (bis 7d):

50 kgKG	60 kgKG	70 kgKG	80 kgKG	90 kgKG	100 kgKG
500-1000mg ü. 24h	600-1200mg ü. 24h	700-1400mg ü. 24h	800-1600mg ü. 24h	900-1800mg ü. 24h	1000-2000mg ü. 24h

Ind	AV-junktionale Tachykardien, supraventr. Tachykardien bei WPW-Syndrom, paroxysmales Vorhofflimmern, tachykarde ventrikuläre Rhythmusstörungen
KI	Sinusbradykardie (< 55/min), alle Formen einer Leitungsverzögerung (sinuaurikuläre und nodale Leitungsverzögerung, einschließlich Sick-Sinus, AV-Block II und III sowie bi- und trifaszikuläre Blöcke, sofern kein Herzschrittmacher eingesetzt ist; Schilddrüsenerkrankungen, vorbestehende QT-Verlängerung, Hypokaliämie, Jodallergien und Überempfindlichkeit gegen Amiodaron oder einen der Hilfsstoffe, gleichzeitige Th mit MAO-Hemmern, gleichzeitige Th mit Arzneimitteln, die Torsade de pointes auslösen können ⇒ Kreislaufkollaps, Hypotonie, schwere Ateminsuffizienz, Kardiomyopathie, Herzinsuffizienz, Neugeborene, Gravidität, Stillzeit
Wi	Hemmung des Kaliumausstroms in der Phase III des AP im Myokardgewebe, dadurch selektive Verlängerung der Repolarisationsdauer und Refraktärperiode des Aktionspotentials ⇒ Unterdrückung von Ektopien und Reentry-Mechanismen ohne Beeinträchtigung der Kontraktionskraft des Myokards
NW	Korneaablagerung, Lungenfibrose, Pneumonie, Photosensibilität, Leberschäden, Übelkeit, Erbrechen, Geschmacksveränderungen, Sehstörungen, Erythema nodosum, Hypo-, Hyperthyreose, Bradykardie, SA-Block, AV-Block
Info	Rp HWZ 20–100 d, Qo 1.0, PPB 95%, PRC D, Lact -
Inkom	Amiodaron ratiopharm: nicht mit anderen Arzneimitteln mischen, Infusion ausschließlich mit Glukose5% herstellen; Cordarex: nicht mit anderen Arzneimitteln mischen, möglichst durch DEHP-freies Infusionssystem verabreichen

Amiodaron (Fortsetzung)

Lager	Amiodaron ratiopharm: nicht bei Temperaturen < +8°C und > +25°C lagern; Cordarex: vor Licht geschützt und nicht bei Temp. > +25°C lagern
s.a.	**Antiarrhythmika:** Adenosin → S. 10, Adrenalin → S. 11, Ajmalin → S. 13, Digoxin → S. 30, Esmolol → S. 39, Metoprolol → S. 67, Verapamil → S. 111

Atracurium

Muskelrelaxans, nichtdepolarisierend

Hn Appl	**Atracurium Delta** Amp. 25mg/2.5ml ; 50mg/5ml (1ml=10mg; 1mg=0.1ml) **Atracurium Hameln** Amp. 25mg/2.5ml; 50mg/5ml (1ml=10mg;1mg=0.1ml) **Atracurium Hexal** Amp. 25mg/2.5ml; 50mg/5ml (1ml=10mg; 1mg=0.1ml) **Tracrium** Amp. 25mg/2.5ml; 50mg/5ml (1ml=10mg; 1mg=0.1ml)

Dos   **Muskelrelaxierung:** 0.3-0.6mg/kgKG i.v.:

5 kgKG	10 kgKG	15 kgKG	20 kgKG	30 kgKG	40 kgKG
1.5-3mg	3-6mg	4.5-9mg	6-12mg	9-18mg	12-24mg
50 kgKG	60 kgKG	70 kgKG	80 kgKG	90 kgKG	100 kgKG
15-30mg	18-36mg	21-42mg	24-48mg	27-54mg	30-60mg

dann Repetitionsdosen von 0.1-0.2mg/kgKG nach Bedarf ca. alle 15-20min:

5 kgKG	10 kgKG	15 kgKG	20 kgKG	30 kgKG	40 kgKG
0.5-1mg	1-2mg	1.5-3mg	2-4mg	3-6mg	4-8mg
50 kgKG	60 kgKG	70 kgKG	80 kgKG	90 kgKG	100 kgKG
5-10mg	6-12mg	7-14mg	8-16mg	9-18mg	10-20mg

oder Perfusor mit 0.3-0.6mg/kgKG/h:

5 kgKG	10 kgKG	15 kgKG	20 kgKG	30 kgKG	40 kgKG
1.5-3mg/h	3-6mg/h	4.5-9mg/h	6-12mg/h	9-18mg/h	12-24mg/h
50 kgKG	60 kgKG	70 kgKG	80 kgKG	90 kgKG	100 kgKG
15-30mg/h	18-36mg/h	21-42mg/h	24-48mg/h	27-54mg/h	30-60mg/h

DANI nicht erforderlich

Perf	**1 Amp. Tracrium (=50mg/5ml) + 45ml NaCl 0.9% (= 50ml=50mg; 1ml=1mg) ⇒ 1ml/h=1mg/h**
Ind	Muskelrelaxierung bei Narkosen und im intensivmedizinischen Bereich
KI	Bek. Überempfindlichkeit; vorsichtige Anwendung bei Myasthenia gravis und anderen neuromuskulären Erkrankungen, bei Elektrolytstörungen, bei Allergie und Asthma in der Anamnese

Atracurium (Fortsetzung)

Wi	Kompetitive Verdrängung von Acetylcholin an der motorischen Endplatte ⇒ nichtdepolarisierende Muskelrelaxation
NW	Hautrötung, Blutdruckabfall, Tachykardie, Bronchospasmus, Urtikaria, Histaminfreisetzung, Laryngospasmus, schwere anaphylaktische u. anaphylaktoide Reaktionen, Schock, Kreislaufversagen und Herzstillstand
Info	Rp HWZ 20–30min, PPB 82%, Wirkdauer 15–35min, Q_0 1.0
Inkom	Atracurium Hameln u. Tracrium: nicht in derselben Spritze mit Thiopental oder anderen alkalischen Lösungen bzw. Substanzen mischen, Venenzugang vor u. nach Injektion mit NaCl 0.9% spülen
Lager	Atracurium Hameln u. Tracrium: bei +2°C bis +8°C vor Licht geschützt (z.B. in der Umverpackung) lagern, nicht einfrieren; Perfusorlösung bis zu 24h bzw. 8h bei Tageslicht und Temp. bis zu +30°C haltbar
s.a.	**Muskelrelaxanzien**, nichtdepolarisierend: Atracurium → S. 17, Rocuronium → S. 95, Vecuronium → S. 110

Atropin

Parasympatholytikum, Anticholinergikum, Antidot

Hn	**Atropinsulfat** Amp. 0.5mg/1ml; Inj.Lsg. 100mg/10ml (1ml=10mg)
Appl	**Atropinum sulfuricum** Amp. 0.25mg/1ml, 0.5mg/1ml, 1mg/1ml, 2mg/1ml

Dos	

Reanimation mit Asystolie: 3mg i.v.; **bradykarde Rhythmusstörungen:** 0.5-1.5mg i.v. alle 4-6h; **Ki.:** 0.01mg/kgKG i.v. (minimal 0.1mg, max. 0.5mg):

10 kgKG	15 kgKG	20 kgKG	25 kgKG	30 kgKG	40 kgKG
0.1 bis max. 0.5mg	0.15 bis max. 0.5mg	0.2 bis max. 0.5mg	0.25 bis max. 0.5mg	0.3 bis max. 0.5mg	0.4 bis max. 0.5mg

Narkoseprämedikation: 0.01mg/kgKG i.v.:

10 kgKG	15 kgKG	20 kgKG	25 kgKG	30 kgKG	40 kgKG
0.1mg	0.15mg	0.2mg	0.25mg	0.3mg	0.4mg

50 kgKG	60 kgKG	70 kgKG	80 kgKG	90 kgKG	100 kgKG
0.5mg	0.6mg	0.7mg	0.8mg	0.9mg	1mg

Alkylphosphatvergiftung: 2-5mg alle 10-15min i.v. bis zum Rückgang der Bronchialsekretion, bis zu 50mg in Einzelfällen, Erh.Dos. 0.5-1mg alle 1-4h; **Ki.:** 0.5-2mg i.v., Erh.Dos. nach Klinik; **Neostigmin- u. Pyridostigmin-überdosierung:** 1-2mg i.v.

Ind	Bradykarde Herzrhythmusstörungen, Asystolie, Narkoseprämedikation, Alkylphosphatvergiftung (=Organophosphat, z.B. E 605), Neostigmin- u. Pyridostigminüberdosierung bei Myasthenia gravis
KI	Engwinkelglaukom, Tachykardie bei Herzinsuffizienz und Thyreotoxikose, tachykarde Herzrhythmusstörungen, Koronarstenose, mechanische Verschlüssen des Magen-Darm-Traktes, paralytischer Ileus, Megakolon, obstruktive Harnwegserkrankungen, Prostatahypertrophie mit Restharn-bildung, Myasthenia gravis, akutes Lungenödem, Schwangerschaftstoxikose, bek. Überempfindlichkeit gegenüber Atropin und anderen Anticholinergika
Wi	Parasympatholytisch durch kompetitiven Antagonismus an muscarinartigen Cholinozeptoren ⇒ Hemmung der negativ chronotropen und dromotropen Wirkung des Acetylcholins am Herzen, Hemmung der Speichelsekretion, der Motorik, und des Tonus des Magen-Darm-Traktes, Hemmung der Schleim-sekretion und des Tonus der Bronchien, Hemmung des Harnblasentonus; Auge: Mydriasis und Akkomodationslähmung
NW	Schweißdrüsensekretion ↓, Tachykardie, Miktionstrg., Mundtrockenheit, Glaukomanfall, Akkomodationsstrg., Unruhe, Halluzinationen, Krämpfe, Delir
Info	Rp HWZ 2–3h, Q0 0.45, PPB 2–40%, PRC C, Lact ?
Inkom	Atropinsulfat Braun: inkompatibel mit Methohexital, Noradrenalin, Phenobarbital und alkalischen Lösungen
Lager	Atropinsulfat Braun: keine besonderen Lagerungsanforderungen
s.a.	**Parasympatholytika, Antidota:** Acetylcystein (ACC) → S. 7, Kalziumglukonat → S. 56, Digitalis-Antitoxin → S. 29, Dimercaptopropansulfonat (DMPS) → S. 33, Dimethylaminophenol (4-DMAP) → S. 31, Ethanol → S. 41, Flumazenil → S. 45, Hydroxycobalamin → S. 53, Naloxon → S. 71, Natriumthiosulfat → S. 74, Obidoximchlorid → S. 79, Physostigmin → S. 87, Toloniumchlorid → S. 107

Beclometason

Inhalatives Glukokortikoid

Hn **Appl**	**Aerobec N** *DA 0.1mg/Hub; Autohaler 0.1mg/Hub* **Beclometason ratioph.** *DA 0.1, 0.2mg/Hub* **Bronchocort novo** *DA 0.1mg/Hub* **Junik** *DA 0.1mg/Hub, Autohaler 0.1mg/Hub* **Ventolair** *0.1mg/Hub*
Dos	**Rauchgasexposition:** unmittelbar nach Exposition 0.4mg, nach ambulanter Aufnahme erneut 0.4mg, nach weiteren 2h 0.4mg, bei persistierenden Symptomen alle 2h 0.4mg bis zum Abklingen
Ind	Antientzündliche Akuttherapie nach Rauchgasexposition durch Brände und Schwelbrände; Unfälle, bei denen giftige Dämpfe und Gase freigesetzt werden, die zu einem schnell auftretenden Lungenödem führen (z.B. Zinknebel, Chlorgas, Ammoniak) oder nach einer Latenzzeit ein Lungenödem auslösen (z.B. durch Nitrosegase, Phosgen, Schwermetall-Dämpfe)
KI	Bek. Überempfindlichkeit
Wi	Lokaler entzündungshemmender Effekt, Reduktion der Hyperreagibilität des Bronchialsystems auf exogene Reize
NW	Überempfindlichkeitsreaktionen, paradoxe Bronchospasmen, Heiserkeit, Pilzinfektionen im Rachenraum
Info	Rp
Inkom	Entfällt
Lager	Behälter stehen teilweise unter Druck; nicht über +25°C lagern; vor Hitze, direkter Sonnenbestrahlung und Frost schützen
s.a.	**Glukokortikoide:** Dexamethason → S. 27, Methylprednisolon → S. 65, Prednisolon → S. 89

Biperiden	
Zentral wirksames Anticholinergikum	
Hn **Appl**	**Akineton** *Amp. 5mg/1ml (0.2ml=1mg)* **Biperiden neuraxph.** *Amp. 5mg/1ml (0.2ml=1mg)*
Dos	**Medikamentös-induzierte extrapyramidale Symptome:** 2.5–5mg i.m. oder langsam i.v., ggf. nach 30min wiederholen, max. 20mg/d
Ind	Neuroleptika-induzierte extrapyramidale Symptome wie Frühdyskinesien, Akathisie, Parkinsonoid; Nikotinvergiftung; Parkinson-Syndrome
KI	Bek. Überempfindlichkeit, unbehandeltes Engwinkelglaukom, mechan. Stenosen im Magen-Darm-Trakt, Megakolon, Ileus
Wi	Kompetitiver Antagonismus an zentralen M1-Rezeptoren ⇒ anticholinerg
NW	Müdigkeit, Schwindelgefühl, Benommenheit, Unruhe, Angst, Erregung, Euphorie, Verwirrtheit, Gedächtnisstörungen, delirante Syndrome, Halluzinationen, Nervosität, Kopfschmerzen, Schlaflosigkeit, Dyskinesien, Ataxie, Muskelzuckungen, Sprechstörungen beobachtet, zentral erregende Wirkung, Mundtrockenheit (selten mit Parotitis), Akkommodations-störungen, Mydriasis, Verminderung d. Schweißabsonderung, Obstipation, Magenbeschwerden, Übelkeit, Tachykardie, selten auch Bradykardie, Miktionsbeschwerden, Harnverhalt, Blutdrucksenkung, allerg. Reaktionen, Engwinkelglaukom
Info	Rp HWZ 1–36h, Q_0 1.0, PPB 94%, PRC C, Lact ?
Inkom	Akineton: keine bekannt
Lager	Akineton: keine besonderen Lagerungsanforderungen

Butylscopolamin

Spasmolytikum

Hn Appl	**BS ratioph.** *Amp. 20mg/1ml (1ml=20mg; 10mg=0.5ml)* **Buscopan Supp.** *10mg; Amp. 20mg/1ml; Inf.Lsg. 200mg/10ml (1ml=20mg; 10mg=0.5ml)* **Butylscopolamin Rotexmed** *Amp. 20mg/1ml (1ml=20mg; 10mg=0.5ml)* **Spasman Scop** *Amp. 20mg/1ml (1ml=20mg; 10mg=0.5ml)* **Spasmowern** *Amp. 20mg/1ml (1ml=20mg; 10mg=0.5ml)*

Dos — **Magen-Darm-Spasmen:** 20–40mg i.v./i.m./s.c., max. 100mg/d; 3–5 x 10–20mg p.o./rect.; **Ki.:** 0.3-0.6mg/kgKG i.v./i.m./s.c., max. 1.5mg/kgKG/d:

10 kgKG	15 kgKG	20 kgKG	25 kgKG	30 kgKG	40 kgKG
3-6mg (max. 15mg/d)	4.5-9mg (max. 22.5mg/d)	6-12mg (max. 30mg/d)	7.5-15mg (max. 37.5mg/d)	9-18mg (max. 45mg/d)	12-24mg (max. 60mg/d)

Ind	Spasmen im Bereich von Magen, Darm, Gallenwegen und ableitenden Harnwegen sowie des weiblichen Genitals. Zur Erleichterung von endoskopischen Untersuchungen und zur Funktionsdiagnostik bei Untersuchungen des Gastrointestinaltrakts
KI	Bek. Überempfindlichkeit, mechanische Stenosen des Magen-Darm-Trakts, Megakolon, Harnverhaltung bei Prostataadenom, Engwinkelglaukom, tachykarde Herzrhythmusstörungen, Myasthenia gravis; Injektionslösung (10ml-Injektionsflasche): Überempfindlichkeit gegenüber Methyl-4-Hydroxybenzoat und Propyl-4-Hydroxybenzoat (Parabenen)
Wi	Periphere anticholinerge und parasympatholytische Wirkung ⇒ krampflösend im Bereich der glatten Muskulatur des GI-Traktes und des Urogenitalsystems
NW	Hemmung der Schweiß- und Speichelsekretion, Miktionsstörungen, Tachykardie, Blutdruckabfall, Schwindel, Flush, Akkomodationsstörungen, Glaukomanfall, Urtikaria, Dyspnoe
Info	OTC HWZ 5h, Q_0 0.55, PPB 3–11%, PRC C
Inkom	Buscopan + BS ratiopharm Amp.: bislang nicht bekannt

Cimetidin

Histamin-H_2-Rezeptorantagonist

Hn **Appl**	**Cimehexal Inject** Amp. 200mg/2ml (1ml=100mg; 10mg=0.1ml) **Cimetidin CT** Amp. 200mg/2ml (1ml=100mg; 10mg=0.1ml) **H2-Blocker ratioph.** Amp. 200mg/2ml, 1g/10ml (1ml=100mg; 10mg=0.1ml)

Dos — **Allergische Reaktionen, anaphylaktischer Schock:** 400mg i.v.
Ki.: 5–10mg/kgKG i.v.:

5 kgKG	10 kgKG	15 kgKG	20 kgKG	30 kgKG	40 kgKG
25–50mg	50–100mg	75–150mg	100–200mg	150–300mg	200–400mg

Prämedikation zur Vermeidung anaphylaktoider Reaktionen: 5mg/kgKG i.v.:

5 kgKG	10 kgKG	15 kgKG	20 kgKG	30 kgKG	40 kgKG
25mg	50mg	75mg	100mg	150mg	200mg
50 kgKG	60 kgKG	70 kgKG	80 kgKG	90 kgKG	100 kgKG
250mg	300mg	350mg	400mg	450mg	500mg

DANI GFR 0–15: 400–600mg/d; 15–30: 600–800mg/d; 30–50: 800–1200mg/d

Ind	Allergische Reaktionen, anaphylaktischer Schock, Prämedikation zur Vermeidung anaphylaktoider Reaktionen
KI	Bek. Überempfindlichkeit
Wi	Kompetitive Hemmung von H_2-Rezeptoren ⇒ Hemmung der histaminvermittelten Magensäuresekretion
NW	Durchfälle, Gelenk- und Muskelschmerzen, Schwindel, Juckreiz, Hautausschlag, Haarausfall
Info	Rp HWZ 2h, Q_0 0.3, PPB 20%, PRC B, Lact +
Inkom	H2-Blocker ratiopharm: Lösung kann mit NaCl 0.9% auf 10ml verdünnt werden; inkompatibel mit stark alkalischen Lösungen (pH ≥ 8, z.B. Tris-Puffer), Aminophyllin, Amphotericin B, Dipyridamol, Pentobarbital, Polymyxin B, Penicillinen, Cephalosporinen
Lager	H2-Blocker ratiopharm: keine besonderen Lagerungsanforderungen
s.a.	**Antihistaminika:** Clemastin → S. 24, Dimenhydrinat → S. 32, Dimetinden → S. 34, Promethazin → S. 90

Clemastin

Histamin-H$_1$-Rezeptorantagonist (Antihistaminikum)

Hn Appl	**Tavegil** *Amp. 2mg/5ml (1ml=0.4mg; 1mg=2.5ml)*					
Dos	**Akute allergische Zustände, anaphylaktischer Schock:** 2–4mg i.v.; **Prophylaxe v. Kontrastmittel-Allergien:** 2mg i.v./i.m.; **Ki.:** 0.024mg/kgKG/d i.m. in 2 Einzeldosen:					
	10 kgKG	15 kgKG	20 kgKG	25 kgKG	30 kgKG	40 kgKG
	2x0.12mg/d	2x0.18mg/d	2x0.24mg/d	2x0.3mg/d	2x0.36mg/d	2x0.48mg/d
Ind	Akute allergische Zustände, anaphylaktischer Schock, Quincke-Ödem, Prophylaxe von Kontrastmittelallergien					
KI	Bek. Überempfindlichkeit, Patienten mit Porphyrie, Kinder< 1 J., Gravidität, Stillzeit					
Wi	Kompetitive Hemmung von H$_1$-Rezeptoren $\Rightarrow$ Verminderung der Kapillarpermeabilität, juckreizstillend					
NW	Sedierung, bei Kindern auch Erregungszustände, Mundtrockenheit, Kopfschmerzen, Schwindel, Hautreaktionen, Übelkeit, Magenschmerzen, Obstipation, Tachykardie, Hautausschlag, Atemnot, Schock					
Info	OTC HWZ 8h, Q$_0$ 1.0, PRC B, Lact -					
Inkom	Bisher nicht bekannt					
Lager	Nicht über +25°C lagern					
s.a.	**Antihistaminika:** Cimetidin → S. 23, Clemastin → S. 24, Dimenhydrinat → S. 32, Dimetinden → S. 34, Promethazin → S. 90					

Clonidin

Antihypertensivum, zentrales α-Sympathomimetikum

Hn Appl	**Catapresan** *Amp. 0.15mg/1ml (1ml=0.15mg=150µg)* **Clonidin ratioph.** *Amp. 0.15mg/1ml (1ml=0.15mg=150µg)* **Haemiton** *Amp. 0.15mg/1ml (1ml=0.15mg=150µg)* **Paracefan** *Amp. 0.15mg/1ml; 0.75mg/5ml (1ml=0.15mg=150µg)*
Dos	**Hypertensiver Notfall:** 1–4 x 0.075–0.15mg i.m., s.c., i.v. (ggf. Verdünnung der Lsg. mit NaCl 0.9% bei i.v.-Anw.), **Alkoholentzugssyndrom:** initial 0.15–0.6mg, max. 0.9mg über 10–15min i.v., dann 0.3–4mg/d über Perfusor (max. 10mg/d)

Perf

1 Amp. Paracefan (=0.75mg/5ml) + 45ml NaCl 0.9%
(=50ml=0.75mg=750µg; 1ml=0.015mg=15µg) ⇒ 1ml/h=15µg/h

1ml/h=15µg/h =0.36mg/d	2ml/h=30µg/h =0.72mg/d	3ml/h=45µg/h =1.08mg/d	4ml/h=60µg/h =1.44mg/d	5ml/h=75µg/h =1.8mg/d
6ml/h =90µg/h =2.16mg/d	7ml/h =105µg/h =2.52mg/d	8ml/h =120µg/h =2.88mg/d	9ml/h =135µg/h =3.24mg/d	10ml/h =150µg/h =3.6mg/d

Ind	Hypertensive Krise und Hochdruckfälle, sofern nicht durch ein Phäochromozytom bedingt; Symptome sympathoadrenerger Hyperaktivität bei akutem Alkoholentzugssyndrom
KI	Bek. Überempfindlichkeit, AV-Block II° u. III°, Sinusknotensyndrom, Bradykardie < 50/min, Depressionen, Stillzeit
Wi	Stimulation vorwiegend der postsynaptischen α-2-Rezeptoren, Verminderung der Sympathikusaktivität und der Plasma-Noradrenalin-konzentration ⇒ Senkung von Blutdruck, Herzfrequenz und Herzminutenvolumen
NW	Schlafstörung, Depression, Kopfschmerzen, AV-Block, Bradykardie, Müdigkeit, Mundtrockenheit, Potenz- u. Libidostörung, orthostat. Dysregulation
Info	Rp HWZ 10–20h, Q_0 0.4, PPB 30–40%, PRC C, Lact ?
Inkom	Catapresan + Clonidin ratiopharm + Paracefan: nicht zutreffend/bekannt
Lager	Catapresan: keine besonderen Lagerungsanforderungen; Clonidin ratiopharm: keine Angabe; Paracefan: nicht über +25°C lagern
s.a.	**Antihypertensiva:** Furosemid → S. 46, Metoprolol → S. 67, Nifedipin → S. 75, Nitroglycerin → S. 77, Urapidil → S. 109

Clopidogrel	
Thrombozytenaggregationshemmer	
Hn Appl	**Iscover** *Tbl. 75mg* **Plavix** *Tbl. 75mg*
Dos	**Akutes Koronarsyndrom:** initial 300mg, dann 1 x 75mg p.o. in Kombination mit ASS
Ind	Akutes Koronarsyndrom ohne ST-Streckenhebung; Sekundärprophylaxe nach Herzinfarkt, Schlaganfall, art. Verschlusskrankheit
KI	Bek. Überempfindlichkeit, akute Blutung, schwere Leberfunktionsstörungen, Stillzeit
Wi	Selektive Hemmung der Bindung von ADP an den Thrombozytenrezeptor ⇒ Hemmung der Thrombozytenaggregation
NW	Bauchschmerzen, Dyspepsie, Durchfall, Übelkeit, Exanthem, Juckreiz, Kopfschmerzen, Schwindel, Parästhesien, Blutungen, Thrombopenie
Info	Rp HWZ 8h, Q_0 >0.8, PRC B, Lact ?
Inkom	Entfällt
Lager	In der Originalpackung aufbewahren
s.a.	**Thrombozytenaggregationshemmer:** Acetylsalicylsäure → S. 9, Tirofiban → S. 105 **Gerinnungstherapeutika:** Heparin → S. 51 **Fibrinolytika:** Alteplase → S. 14, Tenecteplase → S. 100

Dexamethason

Glukokortikoid

Hn Appl	**Dexa 100mg Inject Jenapharm** *Amp. 100mg/10ml (1ml=10mg; 1mg=0.1ml)* **Dexa ratioph.** *Amp. 100mg/10ml (1ml=10mg; 1mg=0.1ml)* **Fortecortin Inject** *Amp. 40mg/5ml (1ml=8mg); Fertigspr. 40mg/5ml (1ml=8mg); Amp. 100mg/10ml (1ml=10mg; 1mg=0.1ml); Fertigspr. 100mg/10ml (1ml=10mg; 1mg=0.1ml)*
Dos	**Anaphylaktischer Schock:** (nach Adrenalin-Gabe) 100mg i.v.; **Ki.:** 40mg i.v.; **akutes Hirnödem:** initial 40–100mg i.v., dann 4–8mg i.v. alle 2–4h; **posttraumatischer Schock:** initial 40–100mg i.v., nach 12h oder 6-stündlich 16–40mg über 2–3d
Ind	Hirnödem, ausgelöst durch Hirntumor, Schädel-Hirn-Trauma (umstritten!); posttraumatischer Schock/Prophylaxe der posttraumatischen Schocklunge; anaphylaktischer Schock
KI	Bek. Überempfindlichkeit
Wi	Stark entzündungshemmend, antiödematös, antiallergisch, antiproliferativ
NW	Bei kurzfristiger Th.: Infektionen, Magen-Darm-Ulzera, verminderte Glukosetoleranz
Info	Rp HWZ 4h, Q_0 0.9, geringe PPB, PRC C, Lact-
Inkom	Fortecortin: mit jeweils 250 oder 500ml NaCl 0.9%, Ringer-Lösung und Glukose 5% mischbar, keine anderen Arzneimittel zumischen; Dexa ratioph.: keine Inkompatibilitäten bekannt
Lager	Fortecortin: keine besonderen Hinweise; Dexa ratioph.: in der Originalpackung aufbewahren und vor Licht schützen
s.a.	**Glukokortikoide:** Methylprednisolon → S. 65, Prednisolon → S. 89 **Inhalative Kortikoide:** Beclometason → S. 20

Diazepam

Benzodiazepin, Sedativum, Antikonvulsivum

Hn Appl	**Diazep-CT** Amp. 10mg/2ml (1ml=5mg; 1mg=0.2ml); **Diazepam Desitin Rectaltube** 5mg/2.5ml; 10mg/2.5ml; **Diazepam lipuro** Amp. 10mg/2ml (1ml=5mg; 1mg=0.2ml); **Diazepam ratioph.** Amp. 10mg/2ml (1ml=5mg; 1mg=0.2ml); **Faustan** Amp. 10mg/2ml (1ml=5mg; 1mg=0.2ml); **Stesolid** Amp. 10mg/2ml (1ml=5mg; 1mg=0.2ml); Rektaltube 5mg/2.5ml; 10mg/2.5ml

Dos **Status epilepticus:** 5–10mg i.v./i.m./rect., Wdh. nach Bedarf alle 10min bis max. 30mg; **Ki. bis 3 J.:** 2–5mg i.v.; 5–10mg i.m.; 5mg rect.; **Ki. 3–5J.:** 5–10mg i.v.; 10mg rect.; **Ki. > 5 J.:** 1mg i.v. alle 2–5min bis max 10mg; **akute Erregungs-, Angst- u. Unruhezustände:** 2–10mg i.v., ggf. Wdh. nach 3–4h; **Ki. > 1 M.:** 1–2mg i.v./i.m.; **Ki. bis 3J.:** 5mg rect.; **Ki. > 3 J.:** 5–10mg rect.; **Narkoseeinleitung:** 0.2–0.35mg/kgKG i.v.:

50 kgKG	60 kgKG	70 kgKG	80 kgKG	90 kgKG	100 kgKG
10-17.5mg	12-21mg	14-24.5mg	16-28mg	18-31.5mg	20-35mg

Ki.: 0.1–0.2mg/kgKG i.v.:

5 kgKG	10 kgKG	15 kgKG	20 kgKG	30 kgKG	40 kgKG
0.5-1mg	1-2mg	1.5-3mg	2-4mg	3-6mg	4-8mg

DANI nicht erforderlich

Ind   Status epilepticus; zur Prämedikation vor operativen oder diagnostischen Eingriffen und zur postoperativen Medikation; akute Angst-, Erregungs-, Spannungs- und Unruhezustände, Tetanus und Fieberkrämpfe, Zustände mit erhöhtem Muskeltonus

KI   Bek. Überempfindlichkeit, Abhängigkeitsanamnese, Myasthenia gravis, schwere Ateminsuffizienz, schwere Leberinsuffizienz, Schlafapnoe

Wi   Öffnung von Chloridkanälen ⇒ Verstärkung der hemmenden Funktion GABAerger Neuronen im ZNS ⇒ sedierend, schlafinduzierend, anxiolytisch, antiaggressiv, antikonvulsiv, muskelrelaxierend

NW   Müdigkeit, Schläfrigkeit, Benommenheit, Verwirrtheit, paradoxe Reaktionen, antegrade Amnesie, Atemdepression, psychische und physische Abhängigkeit

Info   Rp HWZ 24–48(100)h, Q_0 1.0 (1.0), PPB 95–99%, PRC D,Lact ?

Inkom   Diazepam-Lipuro, Diazepam ratiopharm, Diazep-CT, Faustan: nicht mit anderen Arzneimitteln mischen

Diazepam (Fortsetzung)

Lager	Diazepam Desitin: nicht über 25°C lagern, kurzfristige Lagerung bei höheren Temperaturen (z.B. Notfalltaschen) unbedenklich; Diazepam-Lipuro + Diazep-CT: vor Licht geschützt (z.B. in der Umverpackung) nicht über +25°C lagern, Emulsion darf nicht gefrieren; Diazepam ratiopharm: nicht über +25°C lagern; Faustan: keine besonderen Lagerungshinweise
s.a.	Midazolam → S. 68, Phenytoin → S. 85, Thiopental → S. 103

Digitalis-Antitoxin

Antidot

Hn Appl	**Digitalis-Antidot BM** Inj.Lsg. 80mg
Dos	**Digitalisintoxikation:** Allergietestung durch Intrakutan- bzw. Konjunktivaltest: 160mg als Infusion über 20min i.v., dann Dauerinfusion mit 30mg/h über 7–8h; nach Applikation der Bolusgabe kann auf die Digitalisbestimmung verzichtet werden, um danach die notwendige Menge für die kontinuierliche Infusion zu errechnen. Bei bek. Serumkonzentration: Errechnung des Körperbestandes: Digoxin: Serumkonzentration in ng/ml x 5.6 x kgKG/1000; Digitoxin: Serumkonzentration ng/ml x 0.56 x kgKG/1000 Antikörperdosis (mg)=Körperbestand (mg) x 80
Ind	Akute Vergiftungen mit Glykosiden aus Digitalis purpurea und Digitalis lanata mit Hypokaliämie und digitalisbedingten Rhythmusstörungen; Digitalis-Tablettenintoxikation
KI	Bek. Überempfindlichkeit, Schafeiweißallergie
Wi	Von immunisierten Schafen gewonnene Immunglobulinfragmente, die freies und zellmembrangebundenes Digitalisglykosid binden
NW	Allergische Reaktionen, Anaphylaxie, Hypokaliämie
Info	Rp
Inkom	Keine aktuelle Fachinfo verfügbar
Lager	Keine aktuelle Fachinfo verfügbar
s.a.	**Antidota:** Atropin → S. 18, Acetylcystein (ACC) → S. 7, Kalziumglukonat → S. 56, Dimercaptopropansulfonat (DMPS) → S. 33, Dimethylaminophenol (4-DMAP) → S. 31, Ethanol → S. 41, Flumazenil → S. 45, Hydroxycobalamin → S. 53, Naloxon → S. 71, Natriumthiosulfat → S. 74, Obidoximchlorid → S. 79, Physostigmin → S. 87, Toloniumchlorid → S. 107

Digoxin

Antiarrhythmikum, herzwirksames Glykosid

Hn Appl	**Lanicor** *Amp. 0.25mg/1ml (1ml=0.25mg=250µg; 0.2ml=0.1mg=100µg)*

Dos	**Tachyarrhythmia absoluta:** 2–3 x 0.25mg i.v.; **Ki.:** Schnellsättigungs-Tagesdosis auf 1/2–1/4–1/4 aufteilen: **Frühgeborene:** 30µg/kgKG i.v.; **Neugeborene:** 40µg/kgKG; **Säugl. 1–12 M.:** 40–50µg/kgKG; **Ki. 1–3 J.:** 40µg/kgKG; **Ki. 4–12 J.:** 25–30µg/kgKG; Erh.Dosis 5–15µg/kgKG

Rechentabelle zur Dosisberechung in µg bei Kindern:

	x 1	x 2	x 3	x 4	x 5	x 6	x 7	x 8	x 9	x 10
5µg	5	10	15	20	25	30	35	40	45	50
10µg	10	20	30	40	50	60	70	80	90	100
15µg	15	30	45	60	75	80	105	120	135	150
20µg	20	40	60	80	100	120	140	160	180	200
25µg	25	50	75	100	125	150	175	200	225	250
30µg	30	60	90	120	150	180	210	240	270	300
40µg	40	80	120	160	200	240	280	320	360	400
50µg	50	100	150	200	250	300	350	400	450	500

DANI GFR 50–100: 50%; 20–49: 33–50%; < 20: 33%

Ind	Tachyarrhythmia absoluta bei Vorhofflimmern/Vorhofflattern; paroxysmales Vorhofflimmern/Vorhofflattern; manifeste chronische Herzinsuffizienz
KI	Bek. Überempfindlichkeit, V.a. Digitalisintoxikation, Kammertachykardie oder Kammerflimmern, AV-Block II° oder III°, Sick-Sinus-Syndrom, akzessorische AV-Leitungsbahnen (z.B. WPW-Syndrom), Hypokaliämie, Hyperkalziämie, Hypomagnesiämie, hypertrophe obstruktive Kardiomyopathie, thorakales Aortenaneurysma, gleichzeitige i.v.-Gabe von Kalziumsalzen
Wi	Hemmung des aktiven Na^+-K^+-Transports an der Muskelzelle ⇒ intrazell. Na^+↑ ⇒ Na^+-Ca^{2+}-Austausch↓ ⇒ intrazelluläres Ca^{2+}↑↑, Vagusaktivität↑, Sympathikusaktivität↓; pos. inotrop, Schlagvolumen↑ ⇒ Erhöhung des Wirkungsgrads des insuff. Herzens, Gewebsperfusion↑, Koronarperfusion↑, neg. chronotrop, neg. dromotrop, Refraktärzeit am AV-Knoten↑, am Myokard↓ ⇒ Aktivierung ektop. Schrittmacher, positiv bathmotrop
NW	AV-Block, Arrhythmie, Extrasystolie, Nausea, Erbrechen, Diarrhoe, Farbsehstörung, Verwirrtheit, Psychosen, Kopfschmerzen, Müdigkeit, Schlaflosigkeit

Digoxin (Fortsetzung)	
Inkom	Ausschließlich mit Glukose 5% oder NaCl 0.9% mischen
Lager	Keine besonderen Lagerunganforderungen
s.a.	**Antiarrhythmika:** Adenosin → S. 10, Adrenalin → S. 11, Ajmalin → S. 13, Amiodaron → S. 16, Esmolol → S. 39, Metoprolol → S. 67, Verapamil → S. 111

Dimenhydrinat

Antiemetikum, Antivertiginosum, Antihistaminikum

Hn Appl	**Vomex A** Amp. 62mg/10ml (i.v.) (1ml=6.2mg); 100mg/2ml (i.m.) (1ml=50mg)					
Dos	**Übelkeit, Erbrechen:** 62–186mg/d i.v.; 100–300mg/d i.m.; max 400mg/d; **Ki. < 6 J.:** 1–3 x 1.25mg/kgKG i.v./i.m.:					
	5 kgKG	10 kgKG	15 kgKG	20 kgKG	25 kgKG	30 kgKG
	6.25mg	12.5mg	18.75mg	25mg	31.25mg	37.5mg
	Ki. 6–14 J.: 1–3 x 25–50mg i.v./i.m.					
Ind	Übelkeit und Erbrechen unterschiedlicher Genese					
KI	Bek. Überempfindlichkeit, akuter Asthma-Anfall, Engwinkelglaukom, Phäochromozytom, Porphyrie, Prostatahypertrophie mit Restharn, Epilepsie, Eklampsie					
Wi	H_1-antihistaminische, anticholinerge, antiemetische und zentral sedierende Eigenschaften					
NW	Somnolenz, Benommenheit, Schwindel, Muskelschwäche, Mundtrockenheit, Tachykardie, Sehstörungen, erhöhter Augeninnendruck, Miktionsstörungen, Magen-Darm-Beschwerden, Lichtempfindlichkeit d. Haut, cholestat. Ikterus; bei Kindern: Unruhe, Erregung, Zittern, Schlaflosigkeit, Angstzustände					
Info	Rp HWZ 5–10h, $Q_0 > 0.7$, PPB 99%, PRC B, Lact +					
Inkom	Nicht mit Lösungen von Aminophyllin, Heparin-Natrium, Hydrocortison-Natriumsuccinat., Hydroxyzin-HCl, Phenobarbital-Natrium, Phenytoin-Natrium, Prednisolon-Natriumphosphat, Promazin-HCl und Promethazin-HCl mischen					
Lager	Keine besonderen Lagerungsanforderungen					
s.a.	**Antihistaminika:** Cimetidin → S. 23, Clemastin → S. 24, Dimetinden → S. 34, Promethazin → S. 90, Metoclopramid → S. 66, Ondansetron → S. 80					

Dimercaptopropansulfonat (DMPS)

Antidot

Hn Appl	**Dimaval** *Amp. 250mg/5ml (1ml=50mg)*
Dos	**Akute Quecksilbervergiftung:** Tag 1: 250mg i.v. alle 3–4h; Tag 2: 250mg alle 4–6h; Tag 3: 250mg alle 6–8h; Tag 4: 250mg alle 8–12h, dann 250mg 1–3 x täglich; **DANI** Anwendung nur bei gleichzeitiger Dialyse möglich
Ind	Akute Intoxikationen mit Quecksilber, Antimon, Chrom
KI	Bek. Überempfindlichkeit
Wi	Chelatbildner, bildet mit Schwermetallen stabile Komplexe, die renal ausgeschieden werden
NW	Fieber, Schüttelfrost, Übelkeit, allerg. Hautreaktionen, Erythema exsudativum multiforme, Stevens-Johnson-Syndr., Transaminasenerhöhung, Leukopenie, Angina pectoris, Geschmacksveränderungen, abdominelle Beschwerden, Appetitverlust, Zink- u. Kupfermangel
Info	Rp, PPB 90%
Inkom	Empfindlich gegenüber Oxidationsmitteln, wie z.B. Sauerstoff oder Eisen(III)salzen; nicht mit anderen Injektionslösungen mischen; keine essentiellen Schwermetalle, wie z.B. Kupfer oder Zink zusetzen
Lager	Nicht über +25°C lagern
s.a.	**Antidota:** Atropin → S. 18, Acetylcystein (ACC) → S. 7, Digitalis-Antitoxin → S. 29, Dimethylaminophenol (4-DMAP) → S. 33, Ethanol → S. 41, Flumazenil → S. 45, Hydroxycobalamin → S. 53, Kalziumglukonat → S. 56, Naloxon → S. 71, Natriumthiosulfat → S. 74, Obidoximchlorid → S. 79, Physostigmin → S. 87, Toloniumchlorid → S. 107

Dimethylaminophenol (4-DMAP)					
Antidot					
Hn Appl	**4-DMAP** *Amp. 250mg/5ml (1ml=50mg; 0.2ml=10mg)*				
Dos	**Cyanidintoxikation:** 3–4mg/kgKG langsam i.v.:				
	50 kgKG	60 kgKG	70 kgKG	80 kgKG	90 kgKG	100 kgKG
	150–200mg	180–240mg	210–280mg	240–320mg	270–360mg	300–400mg
	Ki.: 3mg/kgKG langsam i.v.:				
	5 kgKG	10 kgKG	15 kgKG	20 kgKG	30 kgKG	40 kgKG
	15mg	30mg	45mg	60mg	90mg	120mg
	nach 4-DMAP Natriumthiosulfat geben!+				
Ind	Akute schwere Intoxikation mit Cyanid (Blausäure) oder Nitrilen, evtl. auch bei Schwefelwasserstoff				
KI	Glukose-6-Phosphat-Dehydrogenasemangel				
Wi	Bildung von Methämoglobin ⇒ Komplexbildung mit Cyanid ⇒ Entblockung der Cytochromoxidase				
NW	Methämoglobinämie, Brechreiz, Durchfall, Asthmaanfall, Bewusstseinsstörungen, Schock				
Info	Rp				
Inkom	Nicht bekannt				
Lager	Vor Licht geschützt (z.B. in der Umverpackung) lagern				
s.a.	**Antidota:** Atropin → S. 18, Acetylcystein (ACC) → S. 7, Digitalis-Antitoxin → S. 29, Dimercaptopropansulfonat (DMPS) → S. 32, Ethanol → S. 41, Flumazenil → S. 45, Hydroxycobalamin → S. 53, Kalziumglukonat → S. 56, Naloxon → S. 71, Natriumthiosulfat → S. 74, Obidoximchlorid → S. 79, Physostigmin → S. 87, Toloniumchlorid → S. 107				

Dimetinden

Histamin-H$_1$-Rezeptorantagonist (Antihistaminikum)

Hn Appl	**Fenistil** *Amp. 4mg/4ml (1ml=1mg)*				
Dos	**Akute allergische Zustände, anaphylaktischer Schock:** 1–2 x 4mg i.v. **Prophylaxe von Allergien bei Rö-KM-Gabe bzw. bei Narkosen:** 1mg/10kgKG i.v.:				

10 kgKG	15 kgKG	20 kgKG	25 kgKG	30 kgKG	40kgKG
1mg	1.5mg	2mg	2.5mg	3mg	4mg
50 kgKG	60 kgKG	70 kgKG	80 kgKG	90 kgKG	100 kgKG
5mg	6mg	7mg	8mg	9mg	10mg

Ind	Akutbehandlung allergischer Erkrankungen, Quincke-Ödem, anaphylaktischer Schock, Prophylaxe von Allergien bei Röntgenkontrastmittelgabe bzw. bei Narkosen
KI	Bek. Überempfindlichkeit, Schwangerschaft, Kinder < 1 J.
Wi	Kompetitive Hemmung von H$_1$-Rezeptoren ⇒ Verminderung der Kapillarpermeabilität, juckreizstillend
NW	Müdigkeit, Mundtrockenheit, Wärmegefühl, Magen-Darm-Beschwerden, Übelkeit, Brustbeklemmung, Kopfschmerz, Schwindelgefühl, Geschmacksirritationen, Frösteln, Muskelzittern, Beeinträchtigung des Sehvermögens
Info	OTC HWZ 5–7h, Q$_0$ 0.9, PRC B
Inkom	Keine bekannt
Lager	Vor Licht geschützt (z.B. in der Umverpackung) lagern
s.a.	**Antihistaminika:** Cimetidin → S. 23, Clemastin → S. 24, Dimenhydrinat → S. 31, Promethazin → S. 90

Dobutamin

Katecholamin, positives Inotropikum

Hn Appl	**Dobutamin Hexal** *Inf.Lsg.* 250mg/50ml (1ml=5mg=5000µg) **Dobutamin Fresenius** *Inf.Lsg.* 250mg/50ml (1ml=5mg=5000µg); 500mg/50ml (1ml=10mg=10000µg) **Dobutamin ratioph.** *Inf.Lsg.* 250mg/50ml (1ml=5mg=5000µg) **Dobutamin Solvay** *Inf.Lsg.* 250mg/50ml (1ml=5mg=5000µg)

Dos — **Kardiale Dekompensation:** (Perfusor) 2.5–10µg/kgKG/min i.v., max. 40µg/kgKG/min:

50 kgKG	60 kgKG	70 kgKG	80 kgKG	90 kgKG	100 kgKG
125–500 µg/min =1.5–6ml/h; max. 2000µg/min =24ml/h	150–600 µg/min =1.8–7.2ml/h; max. 2400µg/min =28.8ml/h	175–700 µg/min =2.1–8.4ml/h; max. 2800µg/min =33.6ml/h	200–800 µg/min =2.4–9.6ml/h; max. 3200µg/min =38.4ml/h	225–900 µg/min =2.7–10.8ml/h; max. 3600µg/min =43.2ml/h	250–1000 µg/min =3–12ml/h; max. 4000µg/min =48ml/h

Ki.: (Perfusor) 1–15µg/kgKG/min i.v.:

5 kgKG	10 kgKG	15 kgKG	20 kgKG	30 kgKG	40 kgKG
5–75 µg/min = 0.06–0.9ml/h	10–150 µg/min = 0.12–1.8ml/h	15–225 µg/min = 0.18–2.7ml/h	20–300 µg/min = 0.24–3.6ml/h	30–450 µg/min = 0.36–5.4ml/h	40–600 µg/min = 0.48–7.2ml/h

Perf	**50ml Dobutamin (=250mg/50ml) pur** (=50ml=250mg=250000µg; 1ml=5mg=5000µg) ⇒ 0.6ml/h=50µg/min (siehe auch Umrechnungstabelle hintere Umschlagseite)
Ind	Kardiale Dekompensation infolge eingeschränkter myokardialer Kontraktilität bei organischer Herzerkrankung oder bei herzchirurgischer OP
KI	Mechan. Behinderung d. ventrikulären Füllung und/oder des Ausflusses (z.B. Perikardtamponade, Perikarditis constrictiva, HOCM, schwere Aortenstenose), Hypovolämie, gleichzeitige Anw. v. MAO-Hemmern, Gravidität, Stillzeit
Wi	Stimulation überwiegend von Beta-1- und Alpha-1-, geringer auch Beta-2- und Alpha-2-Rezeptoren; Kontraktilität↑, Schlagvolumen↑, linksventrikulärer Füllungsdruck↓, systemischer Gefäßwiderstand↓
NW	Anstieg der Herzfrequenz, ventrikuläre Rhythmusstörungen, Palpitationen, Angina pectoris, Hypertonie, Hypotonie, Kopfschmerzen, Übelkeit, Exanthem, Fieber, Bronchospasmus, Hemmung der Thrombozytenfunktion
Info	Rp HWZ 2–3 min, Q_0 0.7, PRC B, Lact ?

Dobutamin (Fortsetzung)

Inkom	Dobutamin Liquid Fresenius, Dobutamin ratiopharm: alkalische Lösungen (z.B. Natriumhydrogenkarbonat), Lösungen mit Natriumdisulfit und Ethanol, Aciclovir, Aminophyllin, Bretylium, Kalziumchlorid, Kalziumgluconat, Cefamandolformiat, Cephalotin-Natrium, Cephazolin-Natrium, Diazepam, Digoxin, Etacrynsäure (Na-Salz), Furosemid, Heparin-Natrium, Hydrogencortisonnatriumsuccinat, Insulin, Kaliumchlorid, Magnesiumsulfat, Penicillin, Phenytoin, Streptokinase, Verapamil
Lager	Dobutamin Liquid Fresenius: nicht über +25°C lagern
s.a.	**Sympathikomimetika:** Adrenalin → S. 11, Dopamin → S. 36, Orciprenalin → S. 81, Noradrenalin → S. 78

Dopamin

Katecholamin, positives Inotropikum

Hn Appl	**Dopamin Fresenius** *Amp. 50mg/5ml (1ml=10mg=10000µg), 200mg/5ml (1ml=40mg=40000µg); Inf.Lsg. 250mg/50ml (1ml=5mg=5000µg), 500mg/50ml (1ml=10mg=10000µg)* **Dopamin ratioph.** *Inf.Lsg. 50mg/5ml (1ml=10mg=10000µg), 200mg/10ml (1ml=20mg=20000µg)* **Dopamin Solvay** *Amp. 50mg/5ml (1ml=10mg=10000µg), 200mg/5ml (1ml=40mg=40000µg); Inf.Lsg. 250mg/50ml (1ml=5mg=5000µg), 500mg/50ml (1ml=10mg=10000µg)*

Dos | **Schockzustände:** 2–20µg/kgKG/min i.v., max. 50µg/kgKG/min:

50 kgKG	60 kgKG	70 kgKG	80 kgKG	90 kgKG	100 kgKG
100-1000 µg/min =1.2-12 ml/h; max. 2500µg/min =30 ml/h	120-1200 µg/min =1.44-14.4 ml/h; max. 3000µg/min =36 ml/h	140-1400 µg/min =1.68-16.8 ml/h; max. 3500µg/min =42 ml/h	160-1600 µg/min =1.92-19.2 ml/h; max. 4000µg/min =48 ml/h	180-1800 µg/min =2.16-21.6 ml/h; max. 4500µg/min =54 ml/h	200-2000 µg/min =2.4-24 ml/h; max. 5000µg/min =60 ml/h

Perf	**50ml Dopamin (=250mg/50ml) pur** (=50ml=250mg=250000µg; 1ml=5mg=5000µg) ⇒ 0.6ml/h=50µg/min (siehe auch Umrechnungstabelle hintere Umschlagseite)
Ind	Drohende oder manifeste Schockzustände bei Herzversagen (auch infarktbedingt), postoperativ, Überempfindlichkeitsreaktionen, starker Blutdruckabfall, beginnendes bzw. manifestes Nierenversagen

KI	Bek. Überempfindlichkeit, Thyreotoxikose, Phäochromozytom, Glaukom, Blasenentleerungsstörung, Tachyrrhythmie, Hypovolämie, Kammerflimmern, Sulfitüberempfindlichkeit; Anwendung in Gravidität und Stillzeit nur bei vitaler Indikation
Wi	Dosisabhängige Stimulation von Dopamin-, Alpha- und Beta-Rezeptoren, in niedriger Dosierung vermehrte Nierendurchblutung; in mittlerer bis hoher Dosierung Blutdrucksteigerung durch Erhöhung des Herzminutenvolumens bzw. des peripheren Gefäßwiderstandes
NW	Supraventrikuläre u. ventrikuläre Rhythmusstörungen, Angina pectoris, Dyspnoe, Übelkeit, Erbrechen, Angstgefühl, Kopfschmerzen
Info	Rp HWZ 5–10min, Qo 0.95, PRC C, Lact ?
Inkom	Dopamin Fresenius + Dopamin ratiopharm: grundsätzlich instabil in alkalischen Lösungen (> pH 7), z.B. Natriumbikarbonat; physikalische unverträglich auch mit: Aciclovir, Amikacin, Amphotericin B, Ampicillin, Cephalotin, Theophyllin-Ethylendiamin (Euphyllin), Theophyllin-Kalzium-Lösung (Euphyllin-Kalzium-Lösung), Furosemid, Gentamicin, Heparin, Eisensalzen, Nitroprussid, Benzylpenicillin (Penicillin G), Tobramycin
Lager	Dopamin Fresenius: vor Licht geschützt (z.B. in der Umverpackung), nicht über +25°C lagern; Dopamin ratiopharm: keine besonderen Lagerungsanforderungen
s.a.	**Sympathomimetika:** Adrenalin → S. 11, Dobutamin → S. 35, Orciprenalin → S. 81, Noradrenalin → S. 78

Esketamin

Allgemeinanästhetikum, Analgetikum

Hn Appl	Ketanest S *Amp. 25mg/5ml (1ml=5mg; 0.2ml=1mg); 50mg/2ml (1ml=25mg); Inj.Lsg. 100mg/20ml (1ml=5mg; 0.2ml=1mg); 250mg/10ml (1ml=25mg)*

Dos   **Notfallmedizin:** 0.25–0.5mg/kgKG i.m oder 0.125–0.25mg i.v.:

5 kgKG	10 kgKG	15 kgKG	20 kgKG	30 kgKG	40 kgKG
0.625-1.25 mg i.v.	1.25-2.5 mg i.v.	1.875-3.75 mg i.v.	2.5-5 mg i.v.	3.75-7.5 mg i.v.	5-10 mg i.v.
50 kgKG	60 kgKG	70 kgKG	80 kgKG	90 kgKG	100 kgKG
6.25-12.5 mg i.v.	7.5-15 mg i.v.	8.75-17.5 mg i.v.	10-20 mg i.v.	11.25-22.5 mg i.v.	12.5-25 mg i.v.

Intubation bei Status asthmaticus: 0.5–1mg/kgKG, max. 2.5mg/kgKG i.v.:

5 kgKG	10 kgKG	15 kgKG	20 kgKG	30 kgKG	40 kgKG
2.5-5mg i.v.; max: 12.5mg	5-10mg i.v.; max: 25mg	7.5-15mg i.v.; max: 37.5mg	10-20mg i.v.; max: 50mg	15-30mg i.v.; max: 75mg	20-40mg i.v.; max: 100mg
50 kgKG	60 kgKG	70 kgKG	80 kgKG	90 kgKG	100 kgKG
25-50mg i.v.; max: 125mg	30-60mg i.v.; max: 150mg	35-70mg i.v.; max: 175mg	40-80mg i.v.; max: 200mg	45-90mg i.v.; max: 225mg	50-100mg i.v.; max: 250mg

Narkose: Einleitung mit 2–4mg/kgKG i.m. *oder* 0.5–1mg/kgKG i.v.:

5 kgKG	10 kgKG	15 kgKG	20 kgKG	30 kgKG	40 kgKG
2.5-5mg i.v.	5-10mg i.v.	7.5-15mg i.v.	10-20mg i.v.	15-30mg i.v.	20-40mg i.v.
50 kgKG	60 kgKG	70 kgKG	80 kgKG	90 kgKG	100 kgKG
25-50mg i.v.	30-60mg i.v.	35-70mg i.v.	40-80mg i.v.	45-90mg i.v.	50-100mg i.v.

Narkoseaufrechterhaltung: 50% der Initialdosis alle 10–15min *oder* 0.5–3mg/kgKG/h als Perfusor i.v.:

5 kgKG	10 kgKG	15 kgKG	20 kgKG	30 kgKG	40 kgKG
2.5-15mg/h =0.25-1.5 ml/h	5-30mg/h =0.5-3 ml/h	7.5-45mg/h =0.75-4.5 ml/h	10-60mg/h =1-6 ml/h	15-90mg/h =1.5-9 ml/h	20-120mg/h =2-12 ml/h
50 kgKG	60 kgKG	70 kgKG	80 kgKG	90 kgKG	100 kgKG
25-150mg/h =2.5-15ml/h	30-180mg/h =3-18ml/h	35-210mg/h =3.5-21ml/h	40-240mg/h =4-24ml/h	45-270mg/h =4.5-27ml/h	50-300mg/h =5-30ml/h

Esketamin (Fortsetzung)

Perf	2 Amp. Ketanest S (=2x250mg/10ml) + 30ml NaCl 0.9% oder Glukose 5% (=50ml=500mg; 1ml=10mg) ⇒ 1ml/h=10mg/h; 0.1ml/h=1mg/h
Ind	Anästhesie und Analgesie in der Notfallmedizin, Einleitung und Durchführung einer Vollnarkose, zur Ergänzung bei Regionalanästhesien, zur Intubation im Status asthmaticus
KI	Arterielle Hypertonie (> 180/100mmHg), (Prä-)Eklampsie, Hyperthyreose, drohende Uterusruptur, Nabelschnurvorfall, Gravidität, Stillzeit
Wi	Blockade von NMDA-Rezeptoren ⇒ analgetische und hypnotische Wirkung
NW	Träume auch unangenehmer Art, Übelkeit, Erbrechen, erhöhter Speichelfluss, Sehstörungen, Schwindel, motorische Unruhe, Laryngospasmus, Anstieg von Blutdruck und Herzfrequenz, pulmon. Hypertonie, Atemdepression, Hautrötung
Info	Rp HWZ 2–4h, PPB 47%
Inkom	Geeignete Trägerinfusionslösungen: NaCl 0,9% oder Glukose 5%; wegen chemischer Unverträglichkeit nicht mit Barbituraten, Diazepam, 4-Hydroxy-buttersäure (Natriumsalz), Theophyllin, Furosemid-Natrium oder Natrium-hydrogenkarbonat mischen, da es sonst zu Ausfällungen kommen kann
Lager	Nicht unter 0°C wegen Bruchgefahr des Behältnisses lagern
s.a.	**Injektionsnarkotika:** Etomidat → S. 42, Ketamin → S. 57, Propofol → S. 91, Thiopental → S. 103

Esmolol

Betablocker, Antiarrhythmikum

Hn Appl	*Brevibloc Amp. 100mg/10ml; 2.5g/250ml (1ml=10mg=10000µg)*
Dos	**Supraventrikuläre Tachykardien:** initial 0.5mg/kgKG über 1min i.v.:

50 kgKG	60 kgKG	70 kgKG	80 kgKG	90 kgKG	100 kgKG
25mg	30mg	35mg	40mg	45mg	50mg

dann über Perfusor oder Infusomat 50µg/kgKG/min, max. 200µg/kgKG/min:

50 kgKG	60 kgKG	70 kgKG	80 kgKG	90 kgKG	100 kgKG
2500µg/min =15.0ml/h; max.10000 µg/min =60ml/h	3000µg/min =18.0ml/h; max.12000 µg/min =72ml/h	3500µg/min =21.0ml/h; max.14000 µg/min =84ml/h	4000µg/min =24.0ml/h; max.16000 µg/min =96ml/h	4500µg/min =27.0ml/h; max.18000 µg/min =108ml/h	5000µg/min =30.0ml/h; max.20000 µg/min =120ml/h

DANI: GFR 30–60: Anwendung für max. 4 h; < 30: KI

Esmolol (Fortsetzung)

Perf	**5 Amp. Brevibloc (=5x100mg/10ml) pur** (=50ml=500mg; 1ml=10mg=10000µg) ⇒ 0.6ml/h=100µg/min (siehe auch Umrechnungstabelle hintere Umschlagseite)
Ind	Supraventrikuläre Tachykardien, die nicht durch Reentry-Mechanismen aufgrund atypischer Leitungsbahnen bedingt sind (z.B. nicht bei Präexitationssyndromen oder AV-Reentry-Tachykardie)
KI	Bradykardie < 50/min, höhergradige SA- oder AV-Blockierungen, Sinusknotensyndrom, manifeste Herzinsuffizienz, Schock, Azidose, Hypotonie, gleichzeitige Gabe von MAO-Hemmern (Ausnahme: MAO-B-Hemmer), Spätstadien peripherer Durchblutungsstörungen, mäßige oder schwere Nierenfunktionsstörungen (Krea-Clearance < 30ml/min und/oder Serum-Kreatinin-Konzentration > 2mg/10ml), schwere Leberfunktionsstörungen, klinisch relevante Elektrolytstörungen (z.B. Hyperkaliämie), anamnestisch Allergie gegen Betablocker; Kinder < 12 J.
Wi	Blockade von Beta-1-Rezeptoren mit schnellem Wirkungseintritt und kurzer Wirkungsdauer ⇒ Verminderung der Herzfrequenz, Verlängerung des Sinuszyklus und der Sinusknotenerholungszeit, Verlängerung des AV-Intervalls, Verminderung des systolischen Blutdrucks
NW	Blutdruckabfall, Verstärkung peripherer Durchblutungsstörungen, Bradykardie, Synkopen, Verstärkung einer Herzinsuffizienz, Lungenödem, Tachykardie bei hohen Dosen, Brustschmerzen, periph. Ödeme, Nausea, Erbrechen, Müdigkeit, Somnolenz, Schwindel, Verwirrtheit, Kopfschmerzen, Bronchospasmus
Info	Rp HWZ 9min, Q₀ 1.0, PPB 55%, PRC C, Lact ?
Inkom	Nicht mit anderen Arzneimitteln mischen; chemisch inkompatibel mit Natriumbikarbonat (5%)-Lösung, Furosemid, Diazepam, Thiopental
Lager	2.5g Beutel: vor starker Wärmeeinwirkung schützen, nicht über +25°C lagern und nicht einfrieren; 10ml Amp.: keine besonderen Lagerungsanforderungen
s.a.	**Betarezeptorenblocker:** Metoprolol → S. 67 **Antiarrhythmika:** Adenosin → S. 10, Adrenalin → S. 11, Ajmalin → S. 13, Amiodaron → S. 16, Digoxin → S. 30, Metoprolol → S. 67, Verapamil → S. 111

Ethanol					
Antidot					
Hn Appl	**Alkohol 95%** *Amp. 15g/20ml (1ml=0.75g=750mg; 1g=1.3333ml) Zubereitung der Infusionslösung: periphervenöse Applikation: zur Vermeidung von Venenreizungen möglichst nur 20ml Konzentrat (15g/20ml) auf 1000ml Infusionslösung; zentralvenöse Applikation: zwingend ab 40g (=53.3ml) in 1000ml Infusionslösung, maximal 80g Konzentrat (=106.7ml) auf 1000ml Infusionslösung*				

Dos	**Methanolintoxikation:** 0.5–0.75g/kgKG über 30min i.v. in Glukose 5%:					
	50 kgKG	60 kgKG	70 kgKG	80 kgKG	90 kgKG	100 kgKG
	25–37.5g; =33.3–50ml Konzentrat	30–45g =40–60ml Konzentrat	35–52.5g =47–70ml Konzentrat	40–60g =53–80ml Konzentrat	45–67.5g =60–90ml Konzentrat	50–75g =80–100ml Konzentrat
	dann 0.1–0.2g/kgKG (Serumalkoholspiegel von 0.5–1 Promille anstreben):					
	50 kgKG	60 kgKG	70 kgKG	80 kgKG	90 kgKG	100 kgKG
	5–10g =6.7–13.3ml Konzentrat	6–12g =8–16ml Konzentrat	7–14g =9.3–18.7ml Konzentrat	8–16g =10.7–21.3ml Konzentrat	9–18g =11.9–24ml Konzentrat	10–20g =13.3–27ml Konzentrat

Ind	Methanolintoxikation
KI	Hyperhadratationszustände, hypotone Dehydratation, Hypokaliämie, Epilepsie, Gravidität, Stillzeit
Wi	Ethanol hat eine höhere Bindungskonstante an die Alkoholdehydrogenase (ADH) als Methanol; durch Sättigung der ADH mit Ethanol wird die Methanoloxidation gehemmt, es entstehen weniger toxische Metabolite wie Formaldehyd und Ameisensäure
Info	OTC
Inkom	Keine Kombination mit Fettemulsion und/oder Polyolen (Sorbit/Xylit)
Lager	Nicht über +25°C lagern
s.a.	**Antidota:** Atropin → S. 18, Acetylcystein (ACC) → S. 7, Digitalis-Antitoxin → S. 29, Dimercaptopropan-sulfonat (DMPS) → S. 33, Dimethylaminophenol (4-DMAP) → S. 31, Flumazenil → S. 45, Hydroxycobalamin → S. 53, Kalziumglukonat → S. 56, Naloxon → S. 71, Natriumthiosulfat → S. 74, Obidoximchlorid → S. 79, Physostigmin → S. 87, Toloniumchlorid → S. 107

Etomidat

Hypnotikum, Allgemeinanästhetikum

Hn Appl	**Etomidat Lipuro** *Amp. 20mg/10ml (1ml=2mg)* **Hypnomidate** *Amp. 20mg/10ml (1ml=2mg)*				
Dos	**Narkoseeinleitung:** 0.15–0.3mg/kgKG i.v, max. 60mg Gesamtdosis:				

50 kgKG	60 kgKG	70 kgKG	80 kgKG	90 kgKG	100 kgKG
7.5-15mg	9-18mg	10.5-21mg	12-24mg	13.5-27mg	15-30mg

Ki. bis 15 J.: 0.15–0.2mg/kgKG i.v.:

5 kgKG	10 kgKG	15 kgKG	20 kgKG	30 kgKG	40 kgKG
0.75-1mg	1.5-2mg	2.25-3mg	3-4mg	4.5-6mg	6-8mg

Ind	Narkoseeinleitung, Kurznarkose in Verbindung mit Analgetikum
KI	Bek. Überempfindlichkeit gegen Fettemulsionen, Neugeborene und Säuglinge bis 6 Monate
Wi	Hypnotisch durch Interaktion in der Formatio reticularis; keine analgetische Wirkung
NW	Myoklonien, Übelkeit, Erbrechen, Husten, Singultus, Schüttelfrost, Laryngospasmus, Histaminfreisetzung, kurzfristige Apnoe, Hemmung der Steroidsynthese in der Nebennierenrinde
Info	Rp HWZ 3–5h, Q$_0$ 1.0, PPB 76%, PRC C, Lact ?
Inkom	Etomidat lipuro + Hypnomidate: nicht mit anderen Medikamenten mischen oder gleichzeitig über einen venösen Zugang geben
Lager	Etomidat lipuro + Hypnomidate: nicht über +25°C lagern; zusätzlich Etomidat lipuro: vor Licht geschützt (z.B. in der Umverpackung) lagern, nicht einfrieren
s.a.	**Injektionsnarkotika:** Esketamin → S. 38, Ketamin → S. 57, Propofol → S. 91, Thiopental → S. 103 **Hypnotikum:** Midazolam → S. 68

Fenoterol

Beta$_2$-Sympathomimetikum, Bronchospasmolytikum, Wehenhemmer

Hn **Appl**	Berotec N Dosieraerosol *0.1mg/Hub* Partusisten *Amp. 0.5mg/10ml (1ml=0.05mg=50µg)*
Dos	**Akuter Asthma-Anfall:** 1 Hub inhalieren, ggf. nach 5min wiederholen; **Ki. 4–6J.:** 1 Hub inhalieren; **Ki. > 6 J.:** s. Erw.; **Vorzeitige Wehen:** 0.5–3µg/min i.v. über Perfusor (=3–18ml/h); alternativ 0.5mg in 250ml Infusionslösung: 15–90ml/h oder 5–30gtt./min
Perf	1 Amp. Partusisten (=0.5mg/10ml) + 40 ml NaCl 0.9% oder Glukose 5% (=50ml=0.5mg=500µg; 1ml=0.01mg=10µg) ⇒ 0.6ml/h=0.1µg/min; 6ml/h =1µg/min (siehe auch Umrechnungstabelle hintere Umschlagseite)
Ind	Akutbehandlung des Asthma-Anfalls; Hemmung vorzeitiger Wehentätigkeit von der 20.-37. Schwangerschaftswoche oder bis zur Lungenreife des Feten; Uterusrelaxation bei äußerer Wendung aus Beckenendlage
KI	Bek. Überempfindlichkeit, hypertrophe obstruktive Kardiomyopathie, tachykarde Arrhythmien; bei i.v. Anw. zusätzlich: Myokarditis, Mitralvitium, WPW-Syndrom, Vena-cava-Kompressionssyndrom, frischer Myokardinfarkt, pulmonale Hypertonie, schwere Hyperthyreose, Phäochromozytom, Amnion-infektionssyndrom, schwere genitale Blutungen (Placenta praevia, Abruptio placentae), Psychosen, Hypokaliämie, schwere Leber- u. Nierenerkrankungen
Wi	Betasympathomimetikum mit überwiegender Stimulation von Beta$_2$-Rezept. ⇒ Erschlaffung der glatten Muskulatur in Bronchien, Blutgefäßen und Uterus
NW	Nervosität, Übererregbarkeit, Schlafstörungen, Hyperaktivität, Schwindel, Tremor, Kopfschmerzen, Tachykardien, Tachyarrhythmien, ST-Veränderungen im EKG, systolischer Blutdruck↑, diastolischer Blutdruck↓, Husten, Übelkeit, Erbrechen, Sodbrennen, Exanthem, Schwitzen, lokale Irritation (Dosieraerosol)
Info	Rp HWZ 3.2h, Q_0 > 0.85, PPB 40–55%
Inkom	Berotec N: entfällt; Partusisten: nicht mit anderen Arzneimittel mischen; zur Herstellung der Perfusorlösung kompatibel mit Glukoselösung 5%, NaCl 0.9%, Ringerlösung, Ringer-Lactat-Lösung, Xylitlösung 5%, Xylitlösung 10%; unverträglich mit Plasmasteril, Tutofusin 5, Sterofundin
Lager	Berotec N: nicht über +25°C lagern, vor direkter Sonneneinstrahlung, Erwärmung über 50°C und Frost schützen; Partusisten: keine besonderen Lagerungsanforderungen
s.a.	**Bronchodilatatoren:** Terbutalin → S. 101, Ipratropiumbromid → S. 55, Reproterol → S. 93, Theophyllin → S. 102

Fentanyl

Opioidanalgetikum

Hn Appl	Fentanyl Curasan *Amp. 0.1mg/2ml (1ml=0.05mg=50µg)* Fentanyl Hexal *Amp. 0.1mg/2ml; 0.5mg/10ml (1ml=0.05mg=50µg)* Fentanyl Janssen *Amp. 0.1mg/2ml; 0.5mg/10ml (1ml=0.05mg=50µg)* Fentanyl ratioph. *Amp. 0.1mg/2ml; 0.5mg/10ml (1ml=0.05mg=50µg)*

Dos — Analgesie in Notfall- u. Intensivmedizin: 1.5–3µg/kgKG i.v.:

5 kgKG	10 kgKG	15 kgKG	20 kgKG	30 kgKG	40 kgKG
7.5-15µg =0.15-0.3ml	15-30µg =0.3-0.6ml	22.5-45µg =0.45-0.9ml	30-60µg =0.6-1.2ml	45-90µg =0.9-1.8ml	60-120µg =1.2-2.4ml

50 kgKG	60 kgKG	70 kgKG	80 kgKG	90 kgKG	100 kgKG
75-150µg =1.5-3ml	90-180µg =1.8-3.6ml	105-210µg =2.1-4.2ml	120-240µg =2.4-4.8ml	135-270µg =2.7-5.4ml	150-300µg =3-6ml

Allgemeinanästhesie: (mittlere Dosis) 2–20µg/kgKG i.v.:

50 kgKG	60 kgKG	70 kgKG	80 kgKG	90 kgKG	100 kgKG
100-1000µg =2-20ml	120-1200µg =2.4-24ml	140-1400µg =2.8-28ml	160-1600µg =3.2-32ml	180-1800µg =3.6-36ml	200-2000µg =4-40ml

Ki. (2-12J): 1–3µg/kgKG i.v.:

10 kgKG	15 kgKG	20 kgKG	25 kgKG	30 kgKG	40 kgKG
10-30µg =0.2-0.6ml	15-45µg =0.3-0.9ml	20-60µg =0.4-1.2ml	25-75µg =0.5-1.5ml	30-90µg =0.6-1.8ml	40-120µg =0.8-2.4ml

Ind Intensivmed. Schmerzbehandlung, Narkoseprämedikation, Neuroleptanalgesie, als Kombinationspartner oder Monosubstanz in der Allgemeinanästhesie

KI Bek. Überempfindlichkeit; Epileptiker, bei denen intraoperativ eine Herdlokalisation vorgenommen werden soll

Wi Agonismus an µ-Rezeptoren im ZNS ⇒ Analgesie, Sedierung

NW Atemdepression, Sedierung, Somnolenz, Kopfschmerzen, Schwindel, Übelkeit, Erbrechen, Obstipation, Schwitzen, Juckreiz, Exanthem, Mundtrockenheit, Dyspepsie, Miosis, Bradykardie, Hypotonie, Harnverhalt, Skelettmuskeltonus ↑

Info Rp (BtM), HWZ 3–12h, Q₀ 0.9, PPB 85%, PRC C, Lact ?

Inkom Fentanyl-Janssen + Fentanyl ratiopharm: Verdünnung mit NaCl 0.9% oder Glukose 5% möglich; inkompatibel mit Thiopental, Methohexital, Pentobarbital und Nafcillin

Lager Fentanyl-Janssen + Fentanyl ratiopharm: gemäß §15 BtMG und vor Licht geschützt (z.B. in der Umverpackung) lagern

Fentanyl (Fortsetzung)	
s.a.	**Opioid-Analgetika:** Morphin → S. 70, Pethidin → S. 84, Piritramid → S. 88, Tramadol → S. 108 **Nonsteroidale Antirheumatika (NSAR):** Acetylsalicylsäure → S. 9, Metamizol → S. 64, Paracetamol → S. 82

Flumazenil

Benzodiazepinantagonist, Antidot

Hn Appl	**Anexate** *Amp. 0.5mg/5ml; 1mg/10ml (1ml=0.1mg)* **Flumazenil Hexal** *Amp. 0.5mg/5ml; 1mg/10ml (1ml=0.1mg)*					
Dos	**Aufhebung d. Benzodiazepin-Wirkung:** initial 0.2mg i.v., ggf. minütliche Nachinjektion von 0.1mg, bis max. 1mg Gesamtdosis; **Ki. > 1 J.:** 0.01mg/kgKG über 15sec i.v.:					

5 kgKG	10 kgKG	15 kgKG	20 kgKG	30 kgKG	40 kgKG
0.05mg =0.5ml	0.1mg =1ml	0.15mg =1.5ml	0.2mg =2ml	0.3mg =3ml	0.4mg =4ml

ggf. minütliche Nachinjektionen bis max. 0.05mg/kgKG bzw. 1mg Gesamtdosis:

5 kgKG	10 kgKG	15 kgKG	20 kgKG	30 kgKG	40 kgKG
max. 0.25mg =2.5ml	max. 0.5mg =5ml	max. 0.75mg =7.5ml	max. 1mg =10ml	max. 1mg =10ml	max. 1mg =10ml

Ind	Aufhebung der zentral dämpfenden Wirkung von Benzodiazepinen
KI	Bek. Überempfindlichkeit; Erkrankungen, die mit Benzodiazepinen behandelt werden wie Epilepsie, Angstzustände, Selbstmordneigung; Mischintoxikationen mit tri- und tetrazyklische Antidepressiva
Wi	Antagonismus an Benzodiazepinrezeptoren
NW	Übelkeit, Erbrechen, Blutdruckschwankungen, Herzklopfen, Gefühl von Bedrohung, Auslösung von Benzodiazepinentzugssymptomen
Info	Rp HWZ 1h, Q₀ 1.0, PPB 50%
Inkom	Anexate: bisher nicht bekannt
Lager	Anexate: keine besonderen Lagerungsanforderungen
s.a.	**Antidota:** Atropin → S. 18, Acetylcystein (ACC) → S. 7, Digitalis-Antitoxin → S. 29, Dimercaptopropansulfonat (DMPS) → S. 33, Dimethylaminophenol (4-DMAP) → S. 31, Ethanol → S. 41, Hydroxycobalamin → S. 53, Kalziumglukonat → S. 56, Naloxon → S. 71, Natriumthiosulfat → S. 74, Obidoximchlorid → S. 79, Physostigmin → S. 87, Toloniumchlorid → S. 107

Furosemid

Schleifendiuretikum, Antihypertensivum

Hn Appl	**Furorese** *Amp. 20mg/2ml, 40mg/4ml, 250mg/25ml (1ml=10mg; 0.1ml=1mg)* **Furosemid ratioph.** *Amp. 20mg/2ml, 40mg/4ml, 250mg/25ml (1ml=10mg;1ml=1mg)* **Fusid** *Amp. 20mg/2ml (1ml=10mg; 0.1ml=1mg)* **Lasix** *Amp. 20mg/2ml, 40mg/4ml, 250mg/25ml (1ml=10mg; 0.1ml=1mg)*
Dos	**Lungenödem:** 40–80mg i.v., Wdh. je nach Diurese; **DANI** nicht erforderlich
Ind	Lungenödem, Ödeme, Aszites, arterielle Hypertonie, hypertensive Krise, akutes Nierenversagen, Hyperkaliämie
KI	Schwere Hypokaliämie, schwere Hyponatriämie, Hypovolämie oder Dehydratation, Anurie, hepatisches Koma, Stillzeit, Überempfindlichkeit gegen Furosemid oder Sulfonamide; strenge Indikationsstellung in Gravidität
Wi	Hemmung der Rückresorption von Na^+Cl^- und Wasser $\Rightarrow$ gesteigerte Wasserausscheidung (Diurese); Vasodilatation
NW	Blutdruckabfall (orthostatische Hypotension), Thrombosen, Hypokaliämie, Hyponatriämie, Hypokalziämie, Hyperurikämie, Appetitverlust, Übelkeit, Erbrechen, reversibler Hörverlust, Kopfschmerzen
Info	HWZ 30–120min, Q_0 0.3, PPB 95%, PRC C, Lact ?
Inkom	Lasix + Furosemid ratiopharm: keine Mischung mit Injektions- oder Infusionslösungen die sauer, oder schwach sauer reagieren und eine deutliche Pufferkapazität im sauren Bereich besitzen $\Rightarrow$ Verschiebung des pH-Wertes in den sauren Bereich $\Rightarrow$ Ausfällung von Furosemid als kristalliner Niederschlag
Lager	Lasix: vor Licht geschützt (z.B. in der Umverpackung) lagern; Furosemid ratiopharm: vor Licht geschützt (z.B. in der Umverpackung) lagern, nicht im Kühlschrank lagern
s.a.	**Diuretika:** Mannitol → S. 62 **Antihypertensiva:** Clonidin → S. 25, Nifedipin → S. 75, Urapidil → S. 109 **AM bei chronischer Herzinsuffizienz:** Digoxin → S. 30

Glukagon

Blutzuckerregulierendes Hormon, Antihypoglykämikum

Hn Appl	**GlucaGen** *Inj.Lsg. 1mg/1ml*
Dos	**Hypoglykämie:** 1mg i.v./s.c./i.m.; **Ki. < 25 kgKG:** 0.5mg i.v./s.c./i.m.; **Ki. > 25 kgKG:** s. Erw.; nach therapeutischem Ansprechen ist eine orale Kohlenhydratzufuhr erforderlich
Ind	Hypoglykämische Reaktionen bei Insulintherapie
KI	Bek. Überempfindlichkeit, Phäochromozytom; vorsichtige Anw. bei Glucagonom, Insulinom
Wi	Körpereigenes Hormon, cAMP-vermittelte Glykogenolyse in der Leber ⇒ Gluconeogenese ↑ ⇒ Blutglukose ↑
NW	Übelkeit, Erbrechen, Bauchschmerzen, Hypotonie, Tachykardie, sek. Hypoglykämie
Info	Rp HWZ 8–18min, PRC B, Lact ?
Inkom	Keine Inkompatibiliäten bekannt
Lager	Fest verschlossenes Behältnis vor Licht schützen und im Kühlschrank bei +2°C bis +8°C lagern; GlucaGen HypoKit kann innerhalb der Dauer der Haltbarkeit bei Raumtemperatur (+25°C) bis zu 18 Monate gelagert werden
s.a.	**Antihypoglykämika:** Glukose 40 % → S. 48

Glukose 40%

Kohlenhydrat, Antihypoglykämikum

Hn Appl	**Glucose 40% B. Braun Miniplasco** *4g/10ml (1ml=0.4g=400mg; 2.5ml=1g=1000mg)* **Glucosteril 40%** *Amp. 4g/10ml (1ml=0.4g=400mg; 2.5ml=1g=1000mg)*
Dos	**Hypoglykämie:** 20–100ml i.v. (möglichst als Infusionszusatz oder unter laufender Infusion um Venenwandreizungen zu vermeiden)
Ind	Hypoglykämie
KI	Keine
Wi	Sofortiger Anstieg der Blutglukose durch i.v.-Gabe der Reinsubstanz
NW	Venenreizung, Gewebsnekrosen bei Paravasat
Info	OTC
Inkom	Keine gleichzeitige Verabreichung mit Blutkonserven im selben Schlauchsystem ⇒ Pseudoagglutination möglich; beim Mischen mit anderen Arzneimitteln ggf. Inkompatibilitäten, da Glukose 40% einen sauren pH-Wert aufweist
Lager	Keine besonderen Lagerungsanforderungen
s.a.	**Antihypoglykämika:** Glukagon → S. 47

HAES 6%

Hydroxyaethylstärke, kolloidales Volumenersatzmittel, Plasmaexpander

Hn Appl	**Expafusin** Inf.Lsg. 250ml, 500ml (1000ml enth. 60g Haes) **Haes steril 6%** Inf.Lsg. 250ml, 500ml (1000ml enth. 60g Haes) **Venofundin** Inf.Lsg. 250ml, 500ml (1000ml enth. 60g Haes) **Vitafusal** 6% Inf.Lsg. 500ml (1000ml enth. 60g HAES in Ringer-Lösung) **Voluven** Inf.Lsg. 250ml, 500ml, 1000ml (1000ml enth. 60g Haes) **HyperHAES** Inf.Lsg. 250ml (1000ml enth. 60g Haes) hyperton: NaCl 7,2%

Dos	**Akute Hypovolämie, Schock:** initial 10–20ml langsam i.v., bei guter Verträglichkeit Infusionsmenge nach Hämodynamik bis 2500ml, max. 50ml/kgKG/d:

50 kgKG	60 kgKG	70 kgKG	80 kgKG	90 kgKG	100 kgKG
max. 2500ml	max. 3000ml	max. 3500ml	max. 4000ml	max. 4500ml	max. 5000ml

Small-Volume-Resuscitation: 250ml HyperHAES oder 4ml/kgKG als Bolus i.v.:

50 kgKG	60 kgKG	70 kgKG	80 kgKG	90 kgKG	100 kgKG
200ml	240ml	280ml	320ml	360ml	400ml

im Anschluss bedarfsgerechte Volumentherapie

Ind	Volumenmangel und Schock bei Operationen, Verletzungen, Sepsis
KI	Schwere Herzinsuffizienz, Nierenversagen (Serumkrea. 2mg/dl bzw. 177mol/l), Dialysepatienten, schwere Blutgerinnungsstörungen (außer bei lebensbedrohlichen Notfällen), Hyperhydratation, Lungenödem, Hirnblutung, bek. HAES-Überempf., schwere Hypernatriämie, schwere Hyperchlorämie, Schwangerschaft im 1. Trimenon, im weiteren Verlauf der Schwangerschaft nur bei vitaler Indikation, bei Fibrinogenmangel nur in lebensbedrohlichen Notfällen
Wi	Hydroxyethylgruppen binden Wasser ⇒ Plasmavolumenanstieg; bei zusätzlich hypertoner Lösung (HyperHAES) wird rasch Flüssigkeit aus dem Interstitium nach intravasal mobilisiert
NW	Anaphylakt. Reaktionen, Juckreiz, Schmerzen im Lendenbereich, Gerinnungsstörungen, Serumamylase ↑
Info	Rp HWZ 1.4–12.1h (biphasisch)
Inkom	Wegen häufiger Inkompatibilitäten Zumischung von Medikamenten vermeiden (insbesondere phosphat- oder karbonathaltige Lösungen)
Lager	Expafusin + Haes steril: keine besonderen Lagerungsanforderungen; HyperHAES, Venofundin, Vitafusal + Voluven: nicht einfrieren
s.a.	**Infusionslösungen:** Natriumchlorid 0,9 % → S. 73, Ringer-Laktat → S. 94, Vollelektrolytlösung → S. 113

Haloperidol				
Neuroleptikum, Dopamin-D_2-Rezeptorantagonist				

| Hn Appl | **Haldol Janssen** *Amp. 5mg/1ml (0.2ml=1mg)*
Haloperidol Neuraxph. *Amp. 5mg/1ml (0.2ml=1mg)*
Haloperidol ratioph. *Amp. 5mg/1ml (0.2ml=1mg)* | | | | |

| Dos | **Akute Psychosen, Erregungszustände:** 5–10mg i.v., max 60mg/d i.v.;
Ki. > 3 J.: 0.025–0.05mg/kgKG/d i.v. in 2 Einzeldosen: | | | | |

	10 kgKG	20 kgKG	30 kgKG	40 kgKG	50 kgKG
	0.25–0.5mg =0.05–0.1ml; Einzeldosis: 0.025–0.05ml	0.5–1mg =0.1–0.2ml; Einzeldosis: 0.05–0.1ml	0.75–1.5mg =0.15–0.3ml; Einzeldosis: 0.075–0.15ml	1–2mg =0.2–0.4ml; Einzeldosis: 0.1–0.2ml	1.25–2.5mg =0.25–0.5ml; Einzeldosis: 0.125–0.25ml

Ind	Akute Verschlechterung einer chronischen Schizophrenie; Sedierung bei psychomotorischen Erregungszuständen
KI	Bek. Überempfindlichkeit, Koma, Kinder < 3 J.; besonders vorsichtige Anwendung bei: akuten Intoxikationen durch Alkohol, Opioide, Hypnotika oder zentral dämpfenden Psychopharmaka, Leber- und Niereninsuffizienz, kardialer Vorschädigung, prolaktinabhängigen Tumoren, z.B. Mamma-Tumoren, schwerer Hypotonie bzw. orthostatischer Dysregulation, Morbus Parkinson, endogener Depression, Erkrankungen des hämatopoetischen Systems, anamnestisch bek. malignem neuroleptischem Syndrom, hirnorganischen Erkrankungen, Epilepsie, Hyperthyreose
Wi	Blockade von Dopamin-D_2-Rezeptoren $\Rightarrow$ Dopaminwirkung $\downarrow$ $\Rightarrow$ antipsychotisch, Dämpfung psychomotorischer und katatoner Erregung, affektiver Verspannung sowie manischer Verstimmung und Antriebssteigerung
NW	Frühdyskinesien, Parkinson-Syndrom, Akathisie, Ödeme, Hyponatriämie, Priapismus, erektile Dysfunktion, orthostat. Dysregulation, Tachykardie, QT-Zeit-Verlängerung, Torsade-de-pointes-Tachykardie, Übelkeit, Erbrechen, Spätdyskinesien, malignes neuroleptisches Syndrom
Info	Rp HWZ 24h; Q_0 1.0, PPB 92%, PRC C, Lact?
Inkom	Haldol Janssen + Haloperidol ratiopharm: keine Inkompatibilitäten bekannt
Lager	Haldol Janssen: zwischen +15°C und +25°C lagern; Haloperidol ratiopharm: keine besonderen Lagerungsanforderungen
s.a.	**Neuroleptika:** Promethazin $\rightarrow$ S. 90

Heparin-Natrium

Antikoagulanz, unfraktioniertes Heparin

Hn Appl	**Heparin-Natrium B. Braun** *Amp. 100.000 IE/10ml (1ml=10.000IE)* **Heparin-Natrium ratioph.** *Amp. 20.000 IE/1ml; 25.000 IE/5ml (1ml=5000IE)* **Liquemin N** *Amp. 10.000 IE/1ml; 20.000 IE/1ml; 25.000 IE/5ml (1ml=5000IE)*

Dos	**Akutes Koronarsyndrom, Thromboembolien:** 5000 IE i.v., dann 1000 IE/h bzw. nach aPTT-Wert (1.5-2.5 x Ausgangswert); **DANI** nicht erforderlich **Ki.:** initial 50 IE/kgKG i.v.:

5 kgKG	10 kgKG	15 kgKG	20 kgKG	30 kgKG	40 kgKG
250 IE	500 IE	750 IE	1000 IE	1500 IE	2000 IE

dann 20 IE/kgKG/h:

5 kgKG	10 kgKG	15 kgKG	20 kgKG	30 kgKG	40 kgKG
100 IE/h =0.2 ml/h	200 IE/h =0.4 ml/h	300 IE/h =0.6 ml/h	400 IE/h =0.8 ml/h	600 IE/h =1.2 ml/h	800 IE/h =1.6 ml/h

Perf	**1 Amp. Liquemin N 25.000 (=25000IE/5ml) + 45ml NaCl 0.9% oder Glukose 5%** (=50ml=25000IE; 1ml=500IE) ⇒ 0.2ml/h=100IE/h
Ind	Akutes Koronarsyndrom, akute Lungenembolie, Phlebothrombose, Begleittherapie bei Thrombolyse
KI	Bek. Überempfindlichkeit, Heparin-induzierte Thrombopenie Typ II (HIT-II), hämorrhagische Diathese, Mangel an Gerinnungsfaktoren, schwere Leber-, Nieren- u. Bauchspeicheldrüsenerkrankungen, schwere Thrombopenie, blutende Magen-Darm-Ulzera, Hirnblutung, Trauma oder OP am ZNS, Augen-OP, Retinopathien, Glaskörperblutungen, Hirnarterienaneurysma, subakute bakterielle Endokarditis, Abortus imminens, Spinalanästhesie, Perduralanästhesie, Lumbalpunktion
Wi	Komplexbildung mit Antithrombin-III ⇒ Hemmung v.a. der Gerinnungsfaktoren IIa, Xa, XIa, XIIa ⇒ Vermeidung der Größenzunahme und Neubildung von Thromben
NW	Blutungen, Heparin-induzierte Thrombopenie Typ I und II, Leberenzyme u. LDH u. Lipase i.S.↑; bei längerer Anwendung: Haarausfall, Osteoporose
Info	Rp HWZ 90–120min, Qo 0.8, PPB 90%, PRC C, Lact +
Inkom	Nicht mit anderen Arzneimitteln in einer Spritze oder Infusion mischen
Lager	Keine besonderen Lagerungsanforderungen
s.a.	**Fibrinolytika:** Alteplase → S. 14, Tenecteplase → S. 100 **Thrombozytenaggregationshemmer:** Acetylsalicylsäure → S. 9, Clopidogrel → S. 26

Heparin – Zubereitung und Dosierung der Perfusorlösung

Berechnung der Heparindosierung bei pumpengesteuerter Applikation

ml/h	100000 IE ad 50 ml	25000 IE ad 50 ml	20000 IE ad 50 ml	10000 IE ad 50 ml	5000 IE ad 50 ml
0.1	200 IE/h	50 IE/h	40 IE/h	20 IE/h	10 IE/h
0.2	400 IE/h	100 IE/h	80 IE/h	40 IE/h	20 IE/h
0.3	600 IE/h	150 IE/h	120 IE/h	60 IE/h	30 IE/h
0.4	800 IE/h	200 IE/h	160 IE/h	80 IE/h	40 IE/h
0.5	1000 IE/h	250 IE/h	200 IE/h	100 IE/h	50 IE/h
0.6	1200 IE/h	300 IE/h	240 IE/h	120 IE/h	60 IE/h
0.7	1400 IE/h	350 IE/h	280 IE/h	140 IE/h	70 IE/h
0.8	1600 IE/h	400 IE/h	320 IE/h	160 IE/h	80 IE/h
0.9	1800 IE/h	450 IE/h	360 IE/h	180 IE/h	90 IE/h
1.0	2000 IE/h	500 IE/h	400 IE/h	200 IE/h	100 IE/h
2.0	4000 IE/h	1000 IE/h	800 IE/h	400 IE/h	200 IE/h
3.0	6000 IE/h	1500 IE/h	1200 IE/h	600 IE/h	300 IE/h
4.0	8000 IE/h	2000 IE/h	1600 IE/h	800 IE/h	400 IE/h
5.0	10000 IE/h	2500 IE/h	2000 IE/h	1000 IE/h	500 IE/h
6.0	12000 IE/h	3000 IE/h	2400 IE/h	1200 IE/h	600 IE/h
7.0	14000 IE/h	3500 IE/h	2800 IE/h	1400 IE/h	700 IE/h
8.0	16000 IE/h	4000 IE/h	3200 IE/h	1600 IE/h	800 IE/h
9.0	18000 IE/h	4500 IE/h	3600 IE/h	1800 IE/h	900 IE/h
10.0	20000 IE/h	5000 IE/h	4000 IE/h	2000 IE/h	1000 IE/h

Hydroxycobalamin

Antidot	
Hn Appl	**Cyanokit** *Inj.Lsg. 2.5g (Trockensubstanz, Int. Apotheke)*
Dos	**Cyanidintoxikation:** initial 5g in 200ml NaCl 0.9% über 30min i.v., je nach Klinik weitere 5g über 0.5-2 h; **Ki.:** 70mg/kgKG über 20–30min i.v.:

5 kgKG	10 kgKG	15 kgKG	20 kgKG	30 kgKG	40 kgKG
350mg	700mg	1050mg	1400mg	2100mg	2800mg

Ind	Intoxikation mit Blausäuregas und Cyaniden, Inhalation blausäurehaltiger Rauchgase, die noch weitere asphyktische Gase enthalten, wodurch die Anwendung von 4-DMAP eingeschränkt ist
KI	Nach Anwendung von Natriumthiosulfat
Wi	Bindet Cyanid im Plasma, indem der Hydroxoligand durch einen Cyanoliganden ersetzt wird; das dabei entstandene Cyanocobalamin wird rasch mit dem Urin ausgeschieden
NW	Allergische Reaktionen, dunkelrote Verfärbung des Urins
Info	
Inkom	Hydroxocobalaminlösung nicht mit Thiosulfat-Lösung mischen
Lager	Vor Sonnenlicht geschützt und unter +25°C lagern
s.a.	**Antidota:** Atropin → S. 18, Acetylcystein (ACC) → S. 7, Digitalis-Antitoxin → S. 29, Dimercaptopropansulfonat (DMPS) → S. 33, Dimethylaminophenol (4-DMAP) → S. 31, Ethanol → S. 41, Flumazenil → S. 45, Kalziumglukonat → S. 56, Naloxon → S. 71, Natriumthiosulfat → S. 74, Obidoximchlorid → S. 79, Physostigmin → S. 87, Toloniumchlorid → S. 107

Insulin

Altinsulin, blutzuckersenkendes Hormon, Antidiabetikum

Hn Appl	**Actrapid** *Amp. 400 IE/10ml (1ml=40IE; 0.025ml=1IE)* **Huminsulin Normal** *Amp. 400 IE/10ml (1ml=40IE; 0.025ml=1IE); 1000 IE/10ml (1ml=100IE; 0.01ml=1IE)* **Insuman Rapid** *Amp. 400 IE/10ml (1ml=40IE; 0.025ml=1IE)*
Dos	Erforderliche Dosis individuell unterschiedlich: 1 IE Insulin senkt BZ um 20-60mg/dl; **Coma diabeticum** (zus. Volumentherapie, Kaliumsubstitution, Azidosekorrektur): 6-10 IE i.v., dann je n. BZ 4-12 IE/h als Perfusor
Perf	**40 IE Actrapid (=1ml) + 39ml NaCl 0.9%** (=40ml=40IE; 1ml=1IE) ⇒ 1ml/h=1IE/h
Ind	Hyperglykämie
KI	Hypoglykämie, bek. Überempfindlichkeit
Wi	Erhöhung der Glukoseaufnahme in die Zelle; Steigerung der Glykogen-, Fettsäure-, Glycerol- und Proteinsynthese; Steigerung der Aminosäureaufnahme; Hemmung von Glykogenolyse, Glukoneogenese, Ketogenese, Lipolyse, Proteinkatabolismus und des Aminosäuretransportes aus der Zelle
NW	Hypoglykämie, Refraktionsanomalien, lokale Überempfindlichkeitsreaktionen a.d. Einstichstelle, Lipodystrophie a.d. Einstichstelle
Info	Rp HWZ 0.1–0.25h (i.v.); HWZ 2h (i.m.), geringe PPB, PRC B
Inkom	Bei Kombination mit anderen Arzneimitteln mögliche Degradation des Insulinmoleküls, wenn diese Arzneimittel z.B. Thiole oder Sulfite enthalten; wenn Actrapid mit Infusionsflüssigkeiten gemischt wird, wird eine nicht voraussagbare Menge von Insulin an das Infusionsmaterial adsorbiert; Cave: neutrale Normalinsuline fallen bei pH-Werten von etwa 4.5 bis 6.5 aus
Lager	Im Kühlschrank bei +2°C - +8°C lagern, nicht einfrieren; keiner starken Hitze oder Sonnenlicht aussetzen
s.a.	**Antihypoglykämika:** Glukose 40 % → S. 48

Umrechnung von Insulineinheiten in Milliliter

Berechnung der Insulindosierung bei einer Konzentration von 40 IE pro ml

IE	ml	IE	ml	IE	ml	IE	ml	IE	ml
1	0.025	9	0.225	17	0.425	25	0.625	33	0.825
2	0.05	10	0.25	18	0.45	26	0.65	34	0.85
3	0.075	11	0.275	19	0.475	27	0.675	35	0.875
4	0.1	12	0.3	20	0.5	28	0.7	36	0.9
5	0.125	13	0.325	21	0.525	29	0.725	37	0.925
6	0.15	14	0.35	22	0.55	30	0.75	38	0.95
7	0.175	15	0.375	23	0.575	31	0.775	39	0.975
8	0.2	16	0.4	24	0.6	32	0.8	40	1.0

Ipratropiumbromid

Anticholinergikum

Hn Appl	**Atrovent N** *Dosieraerosol 0.02mg/Hub*
Dos	**COPD, Asthma bronchiale:** 3–4 x 1–2 Hub; **Ki.:** s. Erw.; **Ki. < 6 J.:** Anwendung unter ärztlicher Kontrolle
Ind	Therapie und Prophylaxe von Atemnot bei chronisch obstruktiven Atemwegserkrankungen und Asthma bronchiale
KI	Überempfindlichkeit gegen Ipratropiumbromid oder andere Atropinderivate,
Wi	Hemmung der vagusinduzierten Reflexbronchokonstriktion, Hemmung der Freisetzung von bronchospastisch wirksamen Mediatoren durch Senkung des zyklischen GMP in der Mastzelle (Mastzellstabilisierung) und damit Verhinderung der Manifestation der allergischen Reaktion vom Soforttyp (Typ I)
NW	Urtikaria, Kopfschmerzen, Schlaflosigkeit, Akkomodationsstörungen, Engwinkelglaukom, Palpitationen, Tachykardie, Husten, lokale Irritationen, Mundtrockenheit, Bauchschmerzen, Obstipation, Diarrhoe, Erbrechen
Info	Rp HWZ 4h, PRC B, Lact ?
Inkom	Derzeit nicht bekannt
Lager	Nicht bei Temperaturen über +25°C lagern, vor direkter Sonneneinstrahlung, Erwärmung über +50°C und Frost schützen
s.a.	**Bronchodilatatoren:** Fenoterol → S. 43, Terbutalin → S. 101, Reproterol → S. 93, Theophyllin → S. 102

Kalziumglukonat

Elektrolyt, Antidot

Hn Appl	**Calciumgluconat Braun 10%** *Amp. 940mg/10ml=2.3mmol Kalzium-Ion (1ml=0.94mg)*
Dos	**Flusssäureverätzungen der peripheren Extremitäten:** 10–20ml i.a. bis Schmerz nachlässt; an anderen Stellen Unterspritzung mit 10ml oder mehr bei großen Flächen
Ind	Lokale bzw. intraarterielle Anwendung bei Flusssäureverätzungen der Haut; i.v.-Anwendung bei Hypokalziämie infolge von Flusssäure bzw. Oxalsäurevergiftungen.
KI	Hyperkalziämie, Nephrokalzinose, Kalziumnierensteine, schwere Hyperkalziurie, schwere Niereninsuffizienz, digitalisierte Patienten, Anaphylaxie
Wi	Neutralisation von Fluoridionen zu Kalziumfluorid
NW	Hitzegefühl, Schweißausbrüche, Übelkeit, Erbrechen, Herzrhythmusstörungen, Kollaps, Schock, Status asthmaticus
Info	Rp HWZ 2h, Q0 0.3, PPB 20%, PRC B, Lact +
Inkom	Nicht mit anderen Arzneimitteln mischen
Lager	Nicht über +25°C lagern
s.a.	**Mineralstoffe:** Magnesiumsulfat → S. 61 **Antidota:** Atropin → S. 18, Acetylcystein (ACC) → S. 7, Digitalis-Antitoxin → S. 29, Dimercaptopropansulfonat (DMPS) → S. 33, Dimethylaminophenol (4-DMAP) → S. 31, Ethanol → S. 41, Flumazenil → S. 45, Hydroxycobalamin → S. 53, Naloxon → S. 71, Natriumthiosulfat → S. 74, Obidoximchlorid → S. 79, Physostigmin → S. 87, Toloniumchlorid → S. 107

Ketamin

Allgemeinanästhetikum, Analgetikum

Hn Appl	**Ketamin Deltaselect** *Amp. 50mg/5ml (1ml=10mg); 100mg/2ml (1ml=50mg); 500mg/10ml (1ml=50mg)* **Ketamin Inresa** *Amp. 100mg/2ml (1ml=50mg); 500mg/10ml (1ml=50mg)* **Ketamin ratioph.** *Amp. 50mg/5ml (1ml=10mg); 500mg/10ml (1ml=50mg)*

Dos

Notfallmedizin: 0.5–1mg/kgKG i.m. oder 0.25–0.5mg/kgKG i.v.:

5 kgKG	10 kgKG	15 kgKG	20 kgKG	30 kgKG	40 kgKG
1.25-2.5 mg i.v.	2.5-5 mg i.v.	3.75-7.5 mg i.v.	5-10 mg i.v.	7.5-15 mg i.v.	10-20 mg i.v.
50 kgKG	60 kgKG	70 kgKG	80 kgKG	90 kgKG	100 kgKG
12.5-25 mg i.v.	15-30 mg i.v.	17.5-35 mg i.v.	20-40 mg i.v.	22.5-45 mg i.v.	25-50 mg i.v.

Status asthmaticus: 1–2mg/kgKG i.v., bei Bedarf bis 5mg/kgKG:

5 kgKG	10 kgKG	15 kgKG	20 kgKG	30 kgKG	40 kgKG
5-10mg, bis 25mg	10-20mg, bis 50mg	15-30mg, bis 75mg	20-40mg, bis 100mg	30-60mg, bis 150mg	40-80mg, bis 200mg
50 kgKG	60 kgKG	70 kgKG	80 kgKG	90 kgKG	100 kgKG
50-100mg, bis 250mg	60-120mg, bis 300mg	70-140mg, bis 350mg	80-160mg, bis 400mg	90-180mg, bis 450mg	100-200mg, bis 500mg

Narkose: initial 4–8mg/kgKG i.m. *oder* 1–2mg/kgKG i.v. (dann 50% der Initialdosis alle 10–15 min):

5 kgKG	10 kgKG	15 kgKG	20 kgKG	30 kgKG	40 kgKG
5-10 mg i.v.	10-20 mg i.v.	15-30 mg i.v.	20-40 mg i.v.	30-60 mg i.v.	40-80 mg i.v.
50 kgKG	60 kgKG	70 kgKG	80 kgKG	90 kgKG	100 kgKG
50-100 mg i.v.	60-120 mg i.v.	70-140 mg i.v.	80-160 mg i.v.	90-180 mg i.v.	100-200 mg i.v.

Ketamin (Fortsetzung)

Dos	**Analgesie bei Beatmung** (in Komb. mit Benzodiazepin) initial 0.5mg/kgKG i.v.:					

5 kgKG	10 kgKG	15 kgKG	20 kgKG	30 kgKG	40 kgKG
2.5mg	5mg	7,5mg	10mg	15mg	20mg
50 kgKG	60 kgKG	70 kgKG	80 kgKG	90 kgKG	100 kgKG
25mg	30mg	35mg	40mg	45mg	50mg

dann 0.4–1mg/kgKG/h (max. 3mg/kgKG/h) über Perfusor:

5 kgKG	10 kgKG	15 kgKG	20 kgKG	30 kgKG	40 kgKG
2-5mg/h =0.2-0.5ml/h max15mg/h =1.5ml/h	4-10mg/h =0.4-1ml/h max30mg/h =3ml/h	6-15mg/h =0.6-1.5ml/h max45mg/h =4.5ml/h	8-20mg/h =0.8-2ml/h max60mg/h =6ml/h	12-30mg/h =1.2-3ml/h max90mg/h =9ml/h	16-40mg/h =1.6-4ml/h max120mg/h =12ml/h
50 kgKG	60 kgKG	70 kgKG	80 kgKG	90 kgKG	100 kgKG
20-50mg/h =2-5ml/h max150mg/h =15ml/h	24-60mg/h =2.4-6ml/h max180mg/h =18ml/h	28-70mg/h =2.8-7ml/h max210mg/h =21ml/h	32-80mg/h =3.2-8ml/h max240mg/h =24ml/h	36-90mg/h =3.6-9ml/h max270mg/h =27ml/h	40-100mg/h =4-10ml/h max300mg/h =30ml/h

Perf	**1 Amp. Ketamin ratiopharm (=500mg/10ml) + 40ml NaCl 0.9% oder Glukose 5%** (=50ml=500mg; 1ml=10mg) ⇒ 1ml/h=10mg/h; 0.1ml/h=1mg/h
Ind	Anästhesie und Analgesie in der Notfallmedizin, Einleitung und Aufrechterhaltung einer Vollnarkose, zur Ergänzung bei Regionalanästhesien, therapieresistenter Status asthmaticus, Analgesie intubierter Patienten
KI	Arterielle Hypertonie (> 180/100mmHg), (Prä-)Eklampsie, Hyperthyreose, drohende Uterusruptur, Nabelschnurvorfall, Gravidität (1. Trimenon), Stillzeit
Wi	Blockade von NMDA-Rezeptoren ⇒ analgetische und hypnotische Wirkung
NW	Atemdepression, Laryngospasmus, Hirndrucksteigerung, intraokuläre Drucksteigerung, erhöhter Muskeltonus, Übelkeit, Erbrechen, Hypersalivation, Sehstörungen, Schwindel, motor. Unruhe, Anstieg von Herzfrequenz u. Blutdruck, Aufwachreaktionen, unangenehme Träume
Info	Rp HWZ 2–3h, Q_0 1.0, PPB 47%, PRC D, Lact -
Inkom	Ketamin ratiopharm: zur Zubereitung der Infusionslösung nur Glukose 5% oder NaCl 0.9% verwenden; nicht mit Barbituraten oder Diazepam mischen, da es sonst zu Ausfällungen und Trübungen kommt
Lager	Keine besonderen Lagerungsanforderungen
s.a.	**Injektionsnarkotika:** Esketamin → S. 38, Etomidat → S. 42, Propofol → S. 91, Thiopental → S. 103

Kohle, medizinische

Aktivkohle; Absorptionshemmer

Hn Appl	**Ultracarbon** *Granulat 50g (1 Flasche Ultracarbon mit 350ml Wasser füllen und aufschütteln)*					
Dos	**Intoxikationen:** 50-100g p.o. oder über Magenschlauch applizieren; **Ki. bis 12J.:** 1g/kgKG p.o.:					
	5 kgKG	10 kgKG	15 kgKG	20 kgKG	30 kgKG	40 kgKG
	5 g	10 g	15 g	20 g	30 g	40 g
Ind	Verhinderung der Resorption bei oralen Vergiftungen durch Nahrungsmittel, Schwermetalle, Arzneimittel; **Wirkt nicht bei:** Lithium, Thallium, Eisensalzen, Blausäure, Borsäure, DDT, Tolbutamid, Methanol, Ethanol, Ethylenglykol!					
KI	Vergiftung mit ätzenden Stoffen, da diagnostisch-endoskopische Maßnahmen erschwert werden					
Wi	Durch die große Absorptionsfläche der Kohle (1000–2000 m²/g) können Giftstoffe gebunden werden; da Kohle vom Magen-Darm-Trakt nicht resorbiert werden kann, werden die gebundenen Giftstoffe mit dem Stuhl ausgeschieden.					
NW	Obstipation, mechan. Ileus bei sehr hohen Dosen					
Info	OTC					
Inkom	Keine					
Lager	Granulat zur Zubereitung der Suspension trocken und bei Zimmertemperatur (+15°C - bis +25°C) aufbewahren, zubereitete Suspension im Kühlschrank (+2°C bis +8°C) aufbewahren					
s.a.	**Antidota:** Atropin → S. 18, Acetylcystein (ACC) → S. 7, Digitalis-Antitoxin → S. 29, Dimercaptopropansulfonat (DMPS) → S. 33, Dimethylaminophenol (4-DMAP) → S. 31, Ethanol → S. 41, Flumazenil → S. 45, Hydroxycobalamin → S. 53, Kalziumglukonat → S. 56, Naloxon → S. 71, Natriumthiosulfat → S. 74, Obidoximchlorid → S. 79, Physostigmin → S. 87, Toloniumchlorid → S. 107					

Lorazepam

Benzodiazepin, Sedativum, Antikonvulsivum

Hn Appl	**Tavor** *Amp. 2mg/1ml (1ml=0.5mg)* **Tavor expidet** *Lingualtbl. 1mg, 2.5mg*				

Dos **Angst-, Spannungs- und Erregungszustände:** 0.5-2.5mg/d p.o. in 2-3 Einzeldosen oder 1 x als Abenddosis; 0.05mg/kgKG i.v. (Ampullenlösung vor Inj. mit 1ml Wasser für Inj.-zwecke oder NaCl 0,9% verdünnen ⇒ 1ml=1mg):

50 kgKG	60 kgKG	70 kgKG	80 kgKG	90 kgKG	100 kgKG
2.5mg i.v.	3mg i.v.	3.5mg i.v.	4mg i.v.	4.5mg i.v.	5mg i.v.

Ki.: Einzeldosen von 0.5-1mg p.o., bzw. 0.05mg/kgKG p.o.:

5 kgKG	10 kgKG	15 kgKG	20 kgKG	30 kgKG	40 kgKG
0.25mg p.o.	0.5mg p.o	0.75mg p.o	1mg p.o	1.5mg p.o	2mg p.o

Status epilepticus: 4mg langsam i.v., ggf. n. 10min wiederholen (Ampullenlösung vor Inj. mit 1ml Wasser für Inj.-zwecke oder NaCl 0.9% verdünnen ⇒ 1ml=1mg), max. 8mg i.v. innerhalb von 12h; **Ki.:** initial 0.05mg/kgKG, ggf. nach 10min wiederholen:

5 kgKG	10 kgKG	15 kgKG	20 kgKG	30 kgKG	40 kgKG
0.25mg i.v.	0.5mg i.v.	0.75mg i.v.	1mg i.v.	1.5mg i.v.	2mg i.v.

Ind	Angst-, Spannungs- und Erregungszustände; Basissedierung vor und während operativer und diagnostischer Eingriffe; Behandlungseinleitung schwerer neurotischer Angstsymptomatik und ausgeprägter Phobien; adjuvante kurzfristige Behandlung schwerer Angst- und Erregungszustände bei Psychosen und Depressionen; Status epilepticus
KI	Bekannte Überempfindlichkeit gegen Wirkstoff bzw. Benzodiazepine, Schock, Kollapszustände, Abhängigkeitsanamnese
Wi	Stimulation von Benzodiazepinrezeptoren ⇒ Verstärkung der hemmenden Funktion GABAerger Neuronen im ZNS ⇒ sedierend, spannungs-, erregungs- u. angstdämpfend, antikonvulsiv, muskelrelaxierend
NW	Müdigkeit, Schläfrigkeit, Mattigkeit, Schwindelgefühl, anterograde Amnesie, Ataxie, Dysarthrie, Unruhe, Verwirrung, allgemeine Dämpfung, Weinen, Halluzinationen, Benommenheit, Kopfschmerzen, Doppelbilder, Hyper- und hypotone Kreislaufstörungen, Atemdämpfung, Obstruktion der Atemwege, Hautausschlag, Übelkeit, Erbrechen, Blutbildveränderungen, Erhöhungen der Leberwerte, paradoxe Reaktionen wie erhöhte Aggressivität, akute Erregungszustände, Angst, Selbstmordgedanken, Muskelverspannungen, Ein- und Durchschlafstörungen

Lorazepam (Fortsetzung)

Info	Rp HWZ 12-16h Q_0 1.0 PPB 80-93% PRC D Lact ?
Inkom	*Tavor pro injectione:* Inkompatibilitäten nicht bekannt, jedoch möglichst in einer getrennten Spritze verabreichen; bei Mischung mit NaCl 0,9%, Wasser für Injektionszwecke oder Glukose 5% für mindestens 60 Minuten voll kompatibel
Lager	*Tavor pro injectione:* im Kühlschrank bei +4°C bis +8°C, vor Licht geschützt (z.B. in der Umverpackung) lagern; Tavor expidet, Lorazepam ratiopharm: vor Feuchtigkeit schützen, nicht über +25°C lagern; Tavor: nicht über +25°C lagern
s.a.	**Antiepileptika, Antikonvulsiva, Sedativa, Benzodiazepine**: Midazolam → S. 68, Phenytoin → S. 85, Thiopental → S. 103

Magnesiumsulfat

Elektrolyt

Hn Appl	**Cormagnesin 200** *Amp. 1g/10ml (1ml=100mg)* **Cormagnesin 400** *Amp. 2g/10ml (1ml=200mg)* **Mg 5-Sulfat 10%** *1g/10ml (1ml=100mg)* **Mg 5-Sulfat 50%** *Amp. 5g/10ml (1ml=500mg)*
Dos	**Ventrikuläre und atriale Rhythmusstörungen:** 1–4g langsam i.v.
Ind	Torsade-de-pointes-Tachykardie, ventrikuläre Tachykardien bei Mg-Mangel, multifokale atriale Tachykardien bei Mg-Mangel, Eklampsie, Präklampsie
KI	Myasthenia gravis, ausgeprägte Bradykardie, Magnesium-Kalzium-Ammoniumphosphat-Steindiathese, AV-Block, schwere Nierenfunktionsstörungen; Komb. mit Barbituraten, Narkotika, Hypnotika (Atemdepression!)
Wi	Ausgleich eines Magnesiummangels; Hemmung der Acetylcholinfreisetzung an cholinergischen Nervenendigungen; Hemmung des Kalziuminflux in die Herzmuskelzelle
NW	Bradykardie, Hypotonie, Überleitungsstörungen, periphere Gefäßerweiterungen; bei schneller Injektion Erbrechen, Übelkeit, Kopfschmerzen, Wärmegefühl, Schwindel, Unruhezustände
Info	OTC
Inkom	Cormagnesin 200 + 400: nicht zutreffend; Mg-5-Sulfat 10% + 50%: keine Mischung mit Kalzium-, phosphathaltigen oder alkoholischen Lösungen
Lager	Cormagnesin 200 + 400: nicht über + 25°C lagern; Mg-5-Sulfat 10% + 50%: keine besonderen Lagerungsanforderungen
s.a.	**Mineralstoffe:** Kalziumglukonat → S. 56

Mannitol 20%

Osmotisch wirksames Diuretikum

Hn Appl	**Mannit 20%** *Inf.Lsg. 20g/100ml; 50g/250ml (1ml=0.2g=200mg)* **Mannitol Lösung 20%** *Inf.Lsg. 50g/250ml (1ml=0.2g=200mg)* **Osmosteril 20%** *Inf.Lsg. 50g/250ml (1ml=0.2g=200mg)* **Thomaemannit 20%** *Inf.Lsg. 50g/250ml (1ml=0.2g=200mg)*

Dos	**Hirnödem:** 2.5–5 ml/kgKG der 20%igen-Lösung über 15 min i.v.:

5 kgKG	10 kgKG	15 kgKG	20 kgKG	30 kgKG	40 kgKG
12.5-25ml	25-50ml	37,5-75ml	50-100ml	75-150ml	100-200ml
50 kgKG	60 kgKG	70 kgKG	80 kgKG	90 kgKG	100 kgKG
125-250ml	150-300ml	175-350ml	200-400ml	225-450ml	250-500ml

Oligurie/Anurie: Probeinfusion mit 0.2g (=1ml) Mannitol/kgKG über 5min i.v. sollte zu einer Mindestharnmenge von 40-50ml/h für 2–3h führen:

5 kgKG	10 kgKG	15 kgKG	20 kgKG	30 kgKG	40 kgKG
1g=5ml	2g=10ml	3g=15ml	4g=20ml	6g=30ml	8g=40ml
50 kgKG	60 kgKG	70 kgKG	80 kgKG	90 kgKG	100 kgKG
10g=50ml	12g=60ml	14g=70ml	16g=80ml	18g=90ml	20g=100ml

dann 0.1–0.3g/kgKG/h (0.5-1.5ml/h), Ther.-fortsetz. nach Erfolg und Bedarf:

5 kgKG	10 kgKG	15 kgKG	20 kgKG	30 kgKG	40 kgKG
0.5-1.5g/h= 2.5-7.5ml/h	1-3g/h= 5-15ml/h	1.5-4.5g/h= 7.5-22.5ml/h	2-6g/h= 10-30ml/h	3-9g/h= 15-45ml/h	4-12g/h= 20-60ml/h
50 kgKG	60 kgKG	70 kgKG	80 kgKG	90 kgKG	100 kgKG
5-15g/h= 25-75ml/h	6-18g/h= 30-90ml/h	7-21g/h= 35-105ml/h	8-24g/h= 40-120ml/h	9-27g/h= 45-135ml/h	10-30g/h= 50-150ml/h

Ind	Therapie und Prophylaxe des Hirnödems; Glaukom; Therapie und Prophylaxe des akuten Nierenversagens infolge Trauma oder Schock
KI	Oligurie/Anurie nach Probeinfusion, kardiale Dekompensation, Dehydratationszustände, Hyperhydratation, Lungenödem, intrakranielle Blutungen, Abflusshindernis im Bereich der ableitenden Harnwege, erhöhte Serumosmolarität
Wi	Sechswertiger Alkohol, der zu 90% glomerulär filtriert und tubulär nicht reabsorbiert wird ⇒ vermehrte Wasserausscheidung, verstärkter Transfer von Wasser von intra- nach extrazellulär

NW	Übelkeit, Erbrechen, Oberbauchschmerzen, Kopfschmerzen, Verwirrtheits-zustände, Krämpfe, Tachykardien, Thrombophlebitis an der Injektionsstelle, Elektrolytstörungen, Lungenödem, Nierenversagen, allergische Reaktionen
Info	OTC HWZ 71–100min, Q_0 0.05, PRC C, Lact ?
Inkom	Mannitol-Lösung 20% Baxter: nicht zur Mischung mit elektrolythaltigen Infusionslösungen oder Injektionslösungen anderer Arzneistoffe geeignet; Osmosteril 20%: nicht zum Mischen mit anderen Arzneimitteln geeignet; Mannitolhaltige Lösungen dürfen nicht im selben System wie Blut verabreicht werden
Lager	Mannitol-Lösung 20% Baxter: bei kühler Lagerung kann es zur Bildung von Kristallen kommen, die sich durch leichtes Erwärmen wieder lösen; Osmosteril 20%: keine besonderen Lagerungsanforderungen
s.a.	**Diuretika:** Furosemid → S. 46 **Antihypertensiva:** Clonidin → S. 25, Nifedipin → S. 75, Urapidil → S. 109

Metamizol

Nicht-Opioid-Analgetikum, Antipyretikum, Pyrazolon

Hn Appl	**Analgin** *Amp. 1g/2ml (1ml=0.5g=500mg; 100mg=0.2ml)* **Berlosin** *Amp. 1g/2ml (1ml=0.5g=500mg; 100mg=0.2ml)* **Metamizol Hexal** *Amp. 2.5g/5ml (1ml=0.5g=500mg; 100mg=0.2ml)* **Novalgin** *Amp. 1g/2ml, 2.5g/5ml (1ml=0.5g=500mg; 100mg=0.2ml)* **Novaminsulfon ratioph.** *Amp. 1g/2ml, 2.5g/5ml (1ml=500mg; 100mg=0.2ml)*

Dos	**Starke Schmerzen, Koliken, Fieber:** 1–2.5g i.v., max. 5 g/d **Ki. 3 M. (bzw. > 5 kgKG) –14 J.:** 8–16mg/kgKG i.m. bis 4 x tgl.:

10 kgKG	15 kgKG	20 kgKG	25 kgKG	30 kgKG	40 kgKG
80–160mg	120–240mg	160–320mg	200–400mg	240–480mg	320–640mg

	Ki. ab 1 J.: i.v.- Gabe möglich; **DANI** hohe Dosen vermeiden
Ind	Akute oder chronische starke Schmerzen, Koliken, Fieber
KI	Bek. Allergie gegen Metamizol oder andere Pyrazolone bzw. Pyrazolidine, Agranulozytose auf Pyrazolone i.d. Vorgesch., bek. Analgetika-Asthma-Syndrom, bek. Analgetika-Intoleranz vom Urtikaria-Angioödemtyp, akute intermittierende hepatische Porphyrie, angeborener Glukose-6-Phosphat-Dehydrogenasemangel, Störungen der Knochenmarksfunktion, Erkrankungen des hämatopoetischen Systems, Säuglinge < 3 M. oder < 5 kgKG; letztes Schwangerschaftstrimenon, keine parenterale Gabe bei Hypotonie und instabiler Kreislaufsituation; keine i.v.-Gabe bei Säuglingen (3 bis 11 M.)
Wi	Wirkmechanismus nicht vollständig bekannt, u.a. Hemmung der Prostaglandinsynthese, periphere u. zentrale Wirkung ⇒ analgetisch, antipyretisch, spasmolytisch
NW	Allergische Reaktionen, Bronchospasmus, Blutdruckabfall, Stevens-Johnson- oder Lyell-Syndrom, Leukopenie, Aganulozytose, Verschlechterung der Nierenfunktion, akute interstitielle Nephritis
Info	Rp HWZ 2.5 (4)h, Q_0 >0.8 (0.6), PRC D
Inkom	Novaminsulfon ratiopharm + Novalgin: möglichst nicht mit anderen Arzneimitteln gemischt injizieren oder infundieren; bei sofortiger Infusion (begrenzte Stabilität) Mischung/Verdünnung mit Glukose 5%-, NaCl 0.9%- oder Ringer-Laktat-Lösung möglich
Lager	Novaminsulfon ratiopharm + Novalgin: Ampullen vor Licht geschützt lagern
s.a.	**Nonsteroidale Antirheumatika (NSAR):** Acetylsalicylsäure → S. 9, Paracetamol → S. 82 **Opioid-Analgetika:** Fentanyl → S. 44, Morphin → S. 70, Pethidin → S. 84, Piritramid → S. 88, Tramadol → S. 108

Methylprednisolon
Glukokortikoid

Hn **Appl**	**Medrate** Amp. 125mg/2ml, 500mg/8ml, 1000mg/16ml **Metypred** Amp. 125mg/2ml, 250mg/4ml, 1000mg/16ml **Urbason** Amp. 16mg/1ml, 32mg/1ml, 250mg/5ml, 1000mg/10ml

Dos **Anaphylaktischer Schock, schwerer Asthma-Anfall:** 250–500mg i.v.; **akutes Hirnödem:** initial 250–500mg i.v., dann 3 x 32–64mg i.v.; **toxisches Lungenödem:** 1000mg i.v., evtl. nach 6, 12 u. 24h wiederholen, dann für 2 Tage 3 x 32mg i.v., dann für 2 Tage 3 x 16mg i.v.; **Waterhouse-Friederichsen-Syndrom:** 30mg/kgKG i.v., Wiederhlg. alle 4–6h für 48–72h:

50 kgKG	60 kgKG	70 kgKG	80 kgKG	90 kgKG	100 kgKG
1500mg	1800mg	2100mg	2400mg	2700mg	3000mg

Ki.: 4–20mg/kgKG i.v.:

5 kgKG	10 kgKG	15 kgKG	20 kgKG	30 kgKG	40 kgKG
20-100mg	40-200mg	60-300mg	80-400mg	120-600mg	160-800mg

Ind	Anaphylaktischer Schock, schwerer Asthma-Anfall, akutes Hirnödem durch Hirntumor, neurochir. Eingriffe, Hirnabszeß, bakterielle Meningitis; toxisches Lungenödem nach Reizgasinhalation, Waterhouse-Friederichsen-Syndrom
KI	Bek. Überempfindlichkeit
Wi	Stark entzündungshemmend, antiödematös, antiallergisch, antiproliferativ
NW	Bei kurzfristiger Therapie: Infektionen, Magen-Darm-Ulzera, verminderte Glukosetoleranz
Info	Rp HWZ 2–3h, Q_0 0.9, PPB 77%, PRC C, Lact ?
Inkom	Medrate: möglichst nicht mit anderen Arzneimitteln mischen, Mischung mit NaCl 0.9% oder Glukose 5% zur Gabe als i.v. Infusion möglich; Urbason: Trübung bzw. Ausfällung bei einer Mischung mit Infusionslösungen deren pH-Wert bei < 5,6 liegt, Niederschlag von Kalziumphosphat bei Mischung mit kalziumhaltigen Lösungen im neutralen und alkalischen Bereich
Lager	Medrate: nicht über+25°C lagern; Urbason: vor Licht geschützt (z.B. in der Umverpackung) lagern
s.a.	**Glukokortikoide:** Dexamethason → S. 27, Prednisolon → S. 89 **Inhalative Kortikoide:** Beclometason → S. 20

Metoclopramid

Antiemetikum, Prokinetikum, Dopaminantagonist

Hn Appl	*Cerucal* Amp. 10mg/2ml *(1ml=5mg; 0.2ml=1mg)* *Gastrosil* Amp. 10mg/2ml, 50mg/10ml *(1ml=5mg; 0.2ml=1mg)* *MCP Hexal* Amp. 10mg/2ml *(1ml=5mg; 0.2ml=1mg)* *MCP ratioph.* Amp. 10mg/2ml, 50mg/10ml *(1ml=5mg; 0.2ml=1mg)* *Paspertin* Amp. 10mg/2ml, 50mg/10ml *(1ml=5mg; 0.2ml=1mg)*

Dos | **Übelkeit, Brechreiz, Erbrechen:** 10mg i.v. bis 3 x/d;
Ki. 2–14 J.: 0.1mg/kgKG i.v., max. 0.5mg/kgKG/d:

10 kgKG	15 kgKG	20 kgKG	25 kgKG	30 kgKG	40 kgKG
1mg	1.5mg	2mg	2.5mg	3mg	4mg
max.5mg/d	max.7.5mg/d	max.10mg/d	max.12.5mg/d	max.15mg/d	max.20mg/d

Ki. >14 J.: s. Erw.

Ind	Übelkeit, Brechreiz, Erbrechen induziert durch Arzneimittel, Migräne, Schädel-Hirn-Verletzungen, Leber- u. Nierenerkrankungen
KI	Bek. Überempfindlichkeit, Phäochromozytom, prolaktinabhängige Tumore, mechanischer Darmverschluss, Darmdurchbruch, Epilepsie, extrapyramidal-motorische Störungen, Säuglinge und Kleinkinder bis zu 2 J.; Stillzeit; strenge Indikationsstellung in der Schwangerschaft
Wi	Hemmung zentraler Dopamin- und Serotonin-3-Rezeptoren ⇒ antiemetischer Effekt, Beschleunigung von Magenentleerung u. Dünndarmpassage
NW	Durchfall, Müdigkeit, akute Dyskinesien, Dystonien, Parkinsonismus, Kopfschmerzen, Schwindel, Angst, Ruhelosigkeit, Exanthem; Herzrhythmusstörungen
Info	Rp HWZ 2.5–5h, Q_0 0.7, PPB 40%, PRC B, Lact ?
Inkom	Gastrosil: nicht zutreffend; MCP ratiopharm: Mischung mit NaCl 0.9%, ansonsten nur b. bekannter Kompatibilität möglich; Paspertin: nicht mit alkalischen Lösungen mischen
Lager	Gastrosil + Paspertin: vor Licht (z.B. in der Umverpackung) und Sonnenbestrahlung geschützt lagern; MCP ratiopharm: keine Angabe
s.a.	**Antiemetika:** Ondansetron → S. 80, Dimenhydrinat → S. 32

Metoprolol

Betablocker, Antiarrhythmikum, Antihypertensivum

Hn Appl	**Beloc** *i.v.* Amp. 5mg/5ml (1ml=1mg) **Lopresor IV** Amp. 5mg/5ml (1ml=1mg)
Dos	**Tachykardien, akuter Myokardinfarkt:** 5mg langsam i.v., ggf. wiederholen bis Gesamtdosis von 10–15mg
Ind	Tachykardien mit schmalem QRS-Komplex; akuter Myokardinfarkt
KI	Bek. Überempfindlichkeit, manifeste Herzinsuffizienz, Schock, AV-Block II° oder III°, Sinusknoten-Syndrom, sinuatrialer Block, Bradykardie < 50/min, RR < 90 mmHg; Azidose, bronchiale Hyperreagibilität, Asthma bronchiale, Spätstadien peripherer Durchblutungsstörungen, gleichzeitige Gabe von MAO-Hemmstoffen (Ausnahme MAO-B-Hemmstoffe)
Wi	Hemmung der katecholamininduzierten spontanen Depolarisation (Phase IV des Aktionspotentials) ⇒ Verlangsamung der Generationsfrequenz des Sinusknotens bzw. ektoper Schrittmacherherde, Steigerung der Refraktärzeit des AV-Knotens, Verringerung der Überleitung in anormalen Leitungsbahnen des Herzens ⇒ Herzfrequenz↓, Kontraktilität↓, RR↓
NW	Bradykardie, orthostatische Störungen, Palpitationen, AV-Überleitungsstörungen, Blutdruckabfall, Verstärkung einer Herzinsuffizienz, Müdigkeit, Schwindel, Depression, Verwirrtheit, Träume, Schlaflosigkeit, Dyspnoe, Bronchospasmus
Info	Rp HWZ 3-5(8)h, Q_0 >0.8, PPB 12%
Inkom	Beloc i.v.: nicht mit Dextran (Marcrodex) mischen, Verdünnung (bis zu 40mg Metoprolol in 1000ml Lösung) mit NaCl 0.9%, Glucose 5+10%, Mannitollösung 15%, Fructoselösung 20%, Invertzuckerlösung 10% und Ringerlösung möglich; Lopresor IV: nicht zutreffend
Lager	Beloc i.v.: nicht über 30°C lagern; Lopresor IV: vor Licht geschützt (z.B. in der Umverpackung) lagern
s.a.	**Betarezeptorenblocker:** Esmolol → S. 39 **Antiarrhythmika:** Adenosin → S. 10, Adrenalin → S. 11, Ajmalin → S. 13, Amiodaron → S. 16, Digoxin → S. 30, Esmolol → S. 39, Verapamil → S. 111

Midazolam

Benzodiazepin, Sedativum, Hypnotikum, Antikonvulsivum

Hn Appl	**Dormicum** *Amp. 5mg/1ml; 5mg/5ml (1ml=1mg); 15mg/3ml (1ml=5mg; 0.2ml=1mg)* **Midazolam Hexal** *Amp. 5mg/1ml, 15mg/3ml (1ml=5mg; 0.2ml=1mg)* **Midazolam Curamed** *Amp. 5mg/1ml; 15mg/3ml (1ml=5mg, 0.2ml=1mg)* **Midazolam ratioph.** *Amp. 5mg/1ml, 5mg/5ml (1ml=1mg), 15mg/3ml (1ml=5mg; 0.2ml=1mg), 50mg/10ml (1ml=5mg; 0.2ml=1mg), 50mg/50ml (1ml=1mg), 90mg/18ml (1ml=5mg; 0.2ml=1mg)*

Dos

Sedierung: initial 2–2.5mg i.v., je n. Wirkung in 1mg-Schritten bis max. 7.5mg; **Pat. > 60J.:** 50%; **Ki. 6 M.–5 J.:** 0.05–0.1mg/kgKG iv., max. 6mg Gesamtdosis:

5 kgKG	10 kgKG	15 kgKG	20 kgKG	25 kgKG	30 kgKG
0.25–0.5mg	0.5–1mg	0.75–1.5mg	1–2mg	1.25–2.5mg	1.5–3mg

Ki. 6–12 J.: 0.025–0.05mg/kgKG i.v., max. 10mg Gesamtdosis:

20 kgKG	25 kgKG	30 kgKG	35 kgKG	40 kgKG	45 kgKG
0.5–1 mg	0.625–1.25 mg	0.75–1.5 mg	0.875–1.75 mg	1–2 mg	1.125–2.25 mg

Narkoseeinleitung: 0.1–0.2mg/kgKG i.v.:

5 kgKG	10 kgKG	15 kgKG	20 kgKG	30 kgKG	40 kgKG
0.5–1mg	1–2mg	1.5–3mg	2–4mg	3–6mg	4–8mg
50 kgKG	60 kgKG	70 kgKG	80 kgKG	90 kgKG	100 kgKG
5–10mg	6–12mg	7–14mg	8–16mg	9–18mg	10–20mg

Sedierung Intensivstation:
initial 0.03–0.3mg/kgKG i.v., dann 0.03–0.2mg/kgKG/h über Perfusor:

5 kgKG	10 kgKG	15 kgKG	20 kgKG	30 kgKG	40 kgKG
0.15–1mg/h =0.15–1ml/h	0.3–2mg/h = 0.3–2ml/h	0.45–3mg/h =0.45–3ml/h	0.6–4mg/h = 0.6–4ml/h	0.9–6mg/h = 0.9–6ml/h	1.2–8mg/h = 1.2–8ml/h
50 kgKG	60 kgKG	70 kgKG	80 kgKG	90 kgKG	100 kgKG
1.5–10mg/h =1.5–10ml/h	1.8–12mg/h = 1.8–12ml/h	2.1–14mg/h =2.1–14ml/h	2.4–16mg/h =2.4–16ml/h	2.7–18mg/h =2.7–18ml/h	3–20mg/h =3–20ml/h

Perf	**1 Amp. Midazolam ratioph. 50mg (=50mg/50ml) pur** (=50ml=50mg; 1ml=1mg) ⇒ 1ml/h=1mg/h
Ind	Sedierung für diagnostische oder therapeutische Eingriffe, Narkoseeinleitung, als Kombinationspartner bei Narkose, Sedierung auf Intensivstation

KI	Bek. Überempfindlichkeit, akute Ateminsuffizienz, schwere Atemdepression
Wi	Öffnung von Chloridkanälen ⇒ Verstärkung der hemmenden Funktion GABAerger Neuronen, vor allem am limbischen System ⇒ sedierend, schlafinduzierend, anxiolytisch, antiaggressiv, antikonvulsiv, muskelrelaxierend
NW	Hypoventilation, Apnoe, Asystolie, Amnesie, paradoxe Reaktionen, verwaschene Sprache, Dysphorie, Hörminderung, Visusstörungen
Info	Rp HWZ 1.5-2.2h, Q_0 1.0, PPB 95%, PRC D, Lact ?
Inkom	Dormicum: darf nicht mit Macrodex 6% in Dextrose oder mit alkalischen Injektionslösungen verdünnt werden, durch Hydrogenkarbonathaltige Lösungen wird Midazolam ausgefällt, ausschließlich mit NaCl 0.9%, Glukose 5 + 10%, Laevulose 5%, Ringerlösung und Hartmannlösung mischen; Midazolam ratiopharm: inkompatibel mit Hydrogenkarbonathaltigen und anderen alkalischen Lösungen, Acetazolamid-Natrium, Aciclovir, Albumin, Alteplase (Plasminogenhuman-Aktivator), Amoxicillin-Natrium, Aminophyllin, Ampicillin-Natrium/Sulbactam-Natrium, Bumetanid, Dexamethason-21-dihydrogenphosphat, Diazepam, Dimenhydrinat, Enoximon, Flecainidacetat, Fluorouracil, Folsäure, Foscarnet-Natrium, Furosemid-Natrium, Hydrocortison-21-hydrogensuccinat-Natrium, Imipenem, Kaliumcanrenoat, Methotrexat-Dinatrium, Mezlocillin-Natrium, Omeprazol-Natrium, Pentobarbital, Perphenazinenantat, Phenobarbital-Natrium, Phenytoin-Natrium, Phosphate, Phenothiazine, Ranitidin-Hydrochlorid, Theophyllin, Thiopental-Natrium, Trimethoprim/Sulfamethoxazol, Trometamol, Urokinase; nicht mit Macrodex 6% in Dextrose verdünnen; kompatibel in einem Mischungsverhältnis von 15mg Midazolam mit 100-1000ml NaCl 0.9%, Glukose 5%, Ringerlösung oder Ringer-Laktat-Lösung
Lager	Dormicum: vor Licht geschützt (z.B. in der Umverpackung) lagern; Midazolam ratiopharm: vor Licht geschützt (z.B. in der Umverpackung) lagern, nicht einfrieren, Stechamp. vor Licht geschützt (z.B. in der Umverpackung) nicht über +25°C lagern
s.a.	**Antiepileptika, Antikonvulsiva, Sedativa, Benzodiazepine:** Diazepam→ S. 28. Phenytoin → S. 85, Thiopental → S. 103 **Injektionsnarkotika:** Esketamin → S. 38, Etomidat → S. 42, Ketamin → S. 57, Propofol → S. 91

Morphin

Opioidanalgetikum

Hn Appl	Morphin Hexal *Amp. 10mg/1ml (1mg=0.1ml); 20mg/1ml (1mg=0.05ml)* Morphin Merck *Amp. 10mg/1ml (1mg=0.1ml); 20mg/1ml (1mg=0.05ml)*					
Dos	**Schmerzen:** 2.5–10mg i.v.; 5–30mg s.c./i.m.; **Ki.:** 0.05–0.1mg/kgKG i.v.:					
	5 kgKG	10 kgKG	15 kgKG	20 kgKG	30 kgKG	40 kgKG
	0.25-0.5mg	0.5-1mg	0.75-1.5mg	1-2mg	1.5-3mg	2-4mg
	Ki.: 0.05–0.2mg/kgKG s.c./i.m.:					
	5 kgKG	10 kgKG	15 kgKG	20 kgKG	30 kgKG	40 kgKG
	0.25-1mg	0.5-2mg	0.75-3mg	1-4mg	1.5-6mg	2-8mg
Ind	Starke und stärkste Schmerzen z.B. bei Myokardinfarkt; Lungenödem					
KI	Bek. Überempfindlichkeit, Ileus					
Wi	Bindet an μ-Rezeptoren im ZNS ⇒ analgetisch, antitussiv, atemdepressiv, geringgradig blutdrucksenkend und herzfrequenzsenkend					
NW	Übelkeit, Erbrechen, Sedierung, Atemdepression, Euphorie, Dysphorie, Miosis, Spasmen der glatten Muskulatur, Kopfschmerzen, Schwindel, Urtikaria, Pruritus, Obstipation					
Info	Rp (BtM), HWZ 2.5h, Q₀ 0.9 (0.3), PPB 20-35%, PRC C, Lact ?					
Inkom	Morphin Merck: keine bekannt					
Lager	Morphin Merck: nicht über +25°C, trocken, vor Licht geschützt (z.B. in der Umverpackung) und gemäß § 15 BtMG lagern					
s.a.	**Opioid-Analgetika:** Fentanyl → S. 44, Pethidin → S. 84, Piritramid → S. 88, Tramadol → S. 108 **Nonsteroidale Antirheumatika (NSAR):** Acetylsalicylsäure → S. 9, Metamizol → S. 64, Paracetamol → S. 82					

Naloxon	
Antidot, Opioidantagonist	
Hn Appl	**Naloxon Deltaselect** *Amp. 0.4mg/1ml (0.25ml=0.1mg)* **Naloxon Inresa** *Amp. 0.4mg/1ml (0.25ml=0.1mg)* **Naloxon ratioph.** *Amp. 0.4mg/1ml (0.25ml=0.1mg)*

Dos **Opioid-Intoxikation:** initial 0.4–2mg i.v./i.m./s.c., dann je n. Wirkung alle 2 min 0.4–2mg; **Ki.:** 0.01mg/kgKG i.v., je n. Wirkung Wdh. nach 3–5min:

5 kgKG	10 kgKG	15 kgKG	20 kgKG	30 kgKG	40 kgKG
0.05mg	0.1mg	0.15mg	0.2mg	0.3mg	0.4mg

Post-OP Atemdämpfung: 0.1–0.2mg i.v., Wdh. alle 2–3min bis Spontanatmung einsetzt; **Ki.:** 0.005–0.01mg/kgKG:

5 kgKG	10 kgKG	15 kgKG	20 kgKG	30 kgKG	40 kgKG
0.025–0.05mg	0.05–0.1mg	0.075–0.15mg	0.1–0.2mg	0.15–0.3mg	0.2–0.4mg

Ind	Aufhebung opioidinduzierter zentralnervöser Dämpfungszustände, insbesondere bei Atemdepression
KI	Bek. Überempfindlichkeit
Wi	Reiner Opioid-Antagonist ⇒ Aufhebung von Opioidwirkungen
NW	Übelkeit, Erbrechen, Blutdruckanstieg, akutes Entzugssyndrom, Schwindel, Schwitzen, Tachykardie, epileptische Anfälle, allerg. Reaktionen
Info	Rp HWZ 3-4h, Q_0 1.0, PPB 32–45%, PRC B, Lact ?
Inkom	Naloxon ratioph.: nicht mit Infusionslösungen die Hydrogensulfit, Disulfit, langkettige oder hochmolekulare Anionen enthalten, oder mit alkalischen Lösungen mischen
Lager	Naloxon ratioph.: nicht über +25°C lagern
s.a.	**Antidota:** Atropin → S. 18, Acetylcystein (ACC) → S. 7, Digitalis-Antitoxin → S. 29, Dimercaptopropansulfonat (DMPS) → S. 33, Dimethylaminophenol (4-DMAP) → S. 31, Ethanol → S. 41, Flumazenil → S. 45, Hydroxycobalamin → S. 53, Kalziumglukonat → S. 56, Natriumthiosulfat → S. 74, Obidoximchlorid → S. 79, Physostigmin → S. 87, Toloniumchlorid → S. 107

Natrium-Bikarbonat 4.2%, 8.4%

Pufferlösung

Hn Appl	**Natriumhydrogencarbonat 4.2% B. Braun** *Inf.Lsg. 4.2g/100ml; 10.5g/250ml (1ml=0.5 mmol HCO_3^-)* **Natriumhydrogencarbonat 8,4% B. Braun** *Inf.Lsg. 8,4g/100ml; 21g/250ml (1ml=1.0mmol HCO_3^-)*
Dos	**Metabolische Azidose:** Base excess (-) x 0.3 x kgKG=mmol; max. 1.5mmol/kgKG/h i.v.:

	BE: -5	BE: -10	BE: -15	BE: -20	maximal
5 kgKG	7.5 mmol	15 mmol	22.5 mmol	30 mmol	7.5 mmol/h
10 kgKG	15 mmol	30 mmol	45 mmol	60 mmol	15 mmol/h
15 kgKG	22.5 mmol	45 mmol	67.5 mmol	90 mmol	22.5 mmol/h
20 kgKG	30 mmol	60 mmol	90 mmol	120 mmol	30 mmol/h
30 kgKG	45 mmol	90 mmol	135 mmol	180 mmol	45 mmol/h
40 kgKG	60 mmol	120 mmol	180 mmol	240 mmol	60 mmol/h
50 kgKG	75 mmol	150 mmol	225 mmol	300 mmol	75 mmol/h
60 kgKG	90 mmol	180 mmol	270 mmol	360 mmol	90 mmol/h
70 kgKG	105 mmol	210 mmol	315 mmol	420 mmol	105 mmol/h
80 kgKG	120 mmol	240 mmol	360 mmol	480 mmol	120 mmol/h
90 kgKG	135 mmol	270 mmol	405 mmol	540 mmol	135 mmol/h
100 kgKG	150 mmol	300 mmol	450 mmol	600 mmol	150 mmol/h

Harnalkalisierung: Dosierung nach angestrebtem Urin-pH

Ind	Korrektur metabolischer Azidosen, Harnalkalisierung bei Intoxikation mit schwachen organischen Säuren (Barbiturate, ASS)
KI	Alkalosen, Hypernatriämie, Hypokaliämie
Wi	Elimination von Wasserstoffionen aus dem Extrazellulärraum ($H^+ + HCO_3^- \Rightarrow H_2CO_3 \Rightarrow H_2O + CO_2$) ⇒ Anhebung des pH-Wertes
NW	Hypernatriämie, Hyperosmolarität, Nekrosen bei Paravasat, Venenreizung, hypokalzämische Tetanie, CO_2-Retention bei respiratorischer Insuffizienz
Info	OTC; Natriumhydrogenkarbonat 8.4% nur zentralvenös infundieren
Inkom	Natriumhydrogenkarbonat 4.2%+ 8.4% B. Braun: Wegen des alkalischen pH-Wertes mit den meisten Arzneimitteln inkompatibel, insbesondere Kombination mit kalzium-, magnesium- und phosphathaltigen Lösungen kann zu Ausfällungen führen

Natrium-Bikarbonat (Fortsetzung)

Lager	Natriumhydrogenkarbonat 4.2% B. Braun: keine besonderen Lagerungsanforderungen; Natriumhydrogenkarbonat 8.4% B. Braun: fast gesättigte Lösung, daher nicht unter Raumtemperatur lagern; eventuelle Kristallisate können durch Erwärmen aufgelöst werden

Natriumchlorid 0,9%

Infusionslösung isoton, kaliumfrei

Hn Appl	**NaCl 0,9% Inf.Lsg.** 90mg/10ml, 900mg/100ml, 4.5g/500ml, 9g/1000ml					
Dos	**Volumenmangel:** initial 500–1000ml i.v., je nach Klinik mehr; **Ki.:** 4–8ml/kgKG/h i.v.:					
	5 kgKG	10 kgKG	15 kgKG	20 kgKG	30 kgKG	40 kgKG
	20–40ml/h	40–80ml/h	60–120ml/h	80–160ml/h	120–240ml/h	160–320ml/h
Ind	Volumenmangel, isotone und hypotone Dehydratation					
KI	Hypernatriämie, Hyperhydratationszustände					
Wi	Plasmaisotone Zufuhr von Flüssigkeit, Natrium u. Chlorid					
NW	Hypernatriämie, Hyperchloridämie, Hyperhydratation					
Info	OTC					
Inkom	Natriumchlorid-Trägerlösung Baxter: Inkompatibilitäten beim Mischen mit anderen Arzneimitteln möglich					
Lager	Natriumchlorid-Trägerlösung Baxter: keine besonderen Lagerungsanforderungen					
s.a.	**Infusionslösungen:** Ringer-Laktat → S. 94, Vollelektrolytlösung → S. 113, HAES 6% → S. 49					

Natriumthiosulfat

Antidot

Hn Appl	**Natriumthiosulfat 10%** *Amp. 1g/10ml, Inf.Lsg. 10g/100ml, 50g/500ml (1ml=0.1g=100mg)* **Natriumthiosulfat 25%** *Inf.Lsg. 25g/100ml (1ml=0.25g=250mg; 0.4ml=100mg)*

Dos

Cyanidintoxikation: 50–100mg/kgKG i.v.:

50 kgKG	60 kgKG	70 kgKG	80 kgKG	90 kgKG	100 kgKG
2.5-5g	3-6g	3.5-7g	4-8g	4.5-9g	5-10g

Säuglinge: bis zu 1g i.v.; **Kleinki.:** bis zu 2g; **Schulki.:** bis zu 5g:

5 kgKG	10 kgKG	15 kgKG	20 kgKG	30 kgKG	40 kgKG
0.25-0.5g	0.5-1g	0.75-1.5g	1-2g	1.5-3g	2-4g

Intoxikationen mit Alkylantien: bis zu 500mg/kgKG i.v.:

5 kgKG	10 kgKG	15 kgKG	20 kgKG	30 kgKG	40 kgKG
bis 2.5g	bis 5g	bis 7.5g	bis 10g	bis 15g	bis 20g
50 kgKG	60 kgKG	70 kgKG	80 kgKG	90 kgKG	100 kgKG
bis 25g	bis 30g	bis 35g	bis 40g	bis 45g	bis 50g

Intoxikationen mit Bromat und Jod: 100mg/kgKG i.v.:

5 kgKG	10 kgKG	15 kgKG	20 kgKG	30 kgKG	40 kgKG
0.5g	1g	1.5g	2g	3g	4g
50 kgKG	60 kgKG	70 kgKG	80 kgKG	90 kgKG	100 kgKG
5g	6g	7g	8g	9g	10g

Magenspülung bei Intoxikationen mit Bromat und Jod: mit 1%iger Lösung durchführen (jeweils 10g Natriumthiosulfat auf 1000ml Wasser)

Ind	Intoxikationen mit Cyaniden (Blausäure) im Anschluss an 4-DMAP bzw. Hydroxycobalamin; Intoxikationen mit Alkylantien (z.B. Lost, Mustagen, Melphalan, Cyclophosphamid); Intoxikationen mit Bromat und Jod
KI	Sulfitüberempfindlichkeit
Wi	Schwefeldonator ⇒ Sulfatierung der Cyanide, dadurch schnellere Bildung des weniger giftigen Rhodanids
NW	Überempfindlichkeitsreaktionen wie z.B. Brechreiz, Durchfall, Asthmaanfall, Bewusstseinsstörungen, Schock
Info	OTC HWZ 2h
Inkom	Nicht bekannt

Natriumthiosulfat (Fortsetzung)

Lager	Bei Raumtemperatur zwischen +15°C und +25°C lagern
s.a.	**Antidota:** Atropin → S. 18, Acetylcystein (ACC) → S. 7, Digitalis-Antitoxin → S. 29, Dimercaptopropansulfonat (DMPS) → S. 33, Dimethylaminophenol (4-DMAP) → S. 31, Ethanol → S. 41, Flumazenil → S. 45, Hydroxycobalamin → S. 53, Kalziumglukonat → S. 56, Naloxon → S. 71, Obidoximchlorid → S. 79, Physostigmin → S. 87, Toloniumchlorid → S. 107

Nifedipin

Kalziumantagonist, Antihypertensivum

Hn Appl	**Adalat** Kps. 5, 10mg **Aprical** Kps. 10mg **Duranifin** Kps. 5, 10mg; Gtt. (15gtt.=10mg) **Jutadilat** Kps. 5, 10mg **Nife CT** Kps. 5, 10mg; Gtt. (20gtt.=20mg) **Nifecor** Kps. 5, 10mg **Nifehexal** Kps. 5, 10mg; Gtt. (15gtt.=10mg)
Dos	**Hypertensiver Notfall:** 10mg p.o. (Kps. zerbeißen und mit Inhalt sofort hinunterschlucken), evtl. Wdh. nach 30min; **DANI** nicht erforderlich
Ind	Hypertensiver Notfall, essentielle Hypertonie, vasospastische Angina pectoris, chronisch stabile Angina pectoris
KI	Bek. Überempfindlichkeit, höhergradige Aortenstenose, Herz-Kreislauf-Schock, akuter Myokardinfarkt (innerhalb der ersten 4 W.), instabile Angina pectoris, Gravidität, Stillzeit
Wi	Hemmung des Kalziumeinstroms in die Zelle ⇒ Relaxierung der glatten Gefäßmuskulatur ⇒ Senkung des periph. Gefäßwiderstandes
NW	Kopfschmerzen, periphere Ödeme, Hautrötung, Palpitationen, Tachykardie, Schwindel, Benommenheit, Schwächegefühl, Übelkeit, hypotone Kreislaufreaktion, Nervosität, Schlafstörungen, Tremor, Erregungszustände, Myalgien, Arthralgien, Muskelkrämpfe, Angioödem, Leberenzymerhöhung
Info	Rp HWZ 2.5-5h, Qo 1.0, PPB 98%, PRC C, Lact +
Inkom	Entfällt
Lager	Adalat, Aprical: vor Licht geschützt (z.B. in der Umverpackung) lagern; Duranifin, Nife CT: nicht über +25°C und vor Licht geschützt (z.B. in der Umverpackung) lagern
s.a.	**Antihypertensiva:** Clonidin → S. 25, Furosemid → S. 46, Metoprolol → S. 67, Nitroglycerin → S. 77, Urapidil → S. 109

Nitrendipin	
Kalziumantagonist, Antihypertensivum	
Hn Appl	**Bayotensin akut** *Phiole 5mg/1ml*
Dos	**Hypertensiver Notfall:** 5mg p.o. (Inhalt der Phiole in den Mund geben und sofort hinunterschlucken), ggf. n. 30-60min wiederholen
Ind	Hypertensiver Notfall
KI	Bek. Überempfindlichkeit, Herz-Kreislauf-Schock, instabile Angina pectoris, akuter Myokardinfarkt (innerhalb der ersten 4 Wochen), dekompensierte Herzinsuffizienz, höhergradige Aortenstenose, Gravidität, Stillzeit
Wi	Hemmung des transmembranären Kalziumeinstroms in die glatten Gefäßmuskelzellen ⇒ Hemmung der Gefäßmuskelkontraktion ⇒ Senkung des peripheren Gefäßwiderstandes
NW	Flush, Erythem, Kopfschmerzen, Übelkeit, Tachykardie, Angina pectoris Anfälle, Palpitationen, Extrasystolen, Schwindel, Benommenheit, Juckreiz, Parästhesien, Nervosität, Atembeschwerden, Erbrechen, hypotone Kreislaufreaktion
Info	Rp HWZ 10h, Q_0 1.0, PPB 99%
Inkom	Nicht bekannt
Lager	Phiolen vor Licht schützen, nach Entnahme der Phiole aus der Folie beträgt die Haltbarkeit der Lösung maximal 2 Stunden bei Tageslicht
s.a.	**Antihypertensiva:** Clonidin → S. 25, Furosemid → S. 46, Metoprolol → S. 67, Nitroglycerin → S. 77, Urapidil → S. 109

Nitroglycerin (Glyceroltrinitrat)

Koronardilatator, Antihypertensivum

Hn Appl	**Corangin Nitrospray** *Spray 0.4mg/Hub* **Gepan Nitroglycerin** *Spray 0.4mg/Hub; Kps. 0.8mg* **Nitrangin** *Spray 0.4mg/Hub; Kps. 0.8mg* **Nitrolingual** *Spray 0.4mg/Hub; Kps. 0.2, 0.8, 1.2mg; Amp. 5mg/5ml (1ml=1mg), 25mg/25ml (1ml=1mg), 50mg/50ml (1ml=1mg)* **Trinitrosan** *Amp. 5mg/1ml (0.2ml=1mg), 50mg/10ml (1ml=5mg; 0.2ml=1mg)* **Perlinganit** *Amp. 10mg/10ml (1ml=1mg); 50mg/50ml (1ml=1mg)*
Dos	**Angina pectoris, Linksherzinsuff., hypertensiver Notfall, akuter Myokardinfarkt:** 0.4-1.2mg s.l., ggf. nach 10 min wiederholen; **initial:** 0.5-1mg/h i.v.=0.5-1ml/h, je nach Wirkung und RR: 2-8mg/h= 2-8ml/h; **DANI** nicht erforderlich
Perf	**1 Amp. Nitrolingual (=50mg/50ml) pur** (=50ml=50mg; 1ml=1mg) ⇒ 1ml/h=1mg/h
KI	Bek. Überempfindlichkeit gegenüber Nitratverbindungen, akutes Kreislaufversagen, kardiogener Schock, ausgeprägte Hypotonie (RR < 90 mmHg), Einnahme von Phosphodiesterasehemmern (Viagra, Levitra, Cialis) zur Behandlung der erektilen Dysfunktion
Wi	Metabolit NO relaxiert die glatte Gefäßmuskulatur ⇒ Vorlast ↓ durch venöses Pooling, Koronarspasmolyse; Nachlast ↓
NW	Kopfschmerzen, orrthostat. Hypotension, Tachykardie, Schwindel, Schwächegefühl, Übelkeit, Erbrechen, Hautrötung, Hypotonie, Kollaps, allergische Hautreaktionen
Info	Rp HWZ 2-4.4min, Q₀ 1.0, PPB 60%, PRC C, Lact ?
Inkom	Nitrolingual infus. + Trinitrosan: keine bekannt
Lager	Corangin-Nitrospray, Nitrolingual infus. + Spray, nicht über +25°C lagern; Trinitrosan: entfällt
s.a.	**Antihypertensiva:** Clonidin → S. 25, Furosemid → S. 46, Metoprolol → S. 67, Nitroglycerin → S. 77, Urapidil → S. 109

Noradrenalin (Norepinephrin)

Sympathomimetikum, Vasopressor

Hn Appl	**Arterenol** *Amp. 1mg/1ml, 25mg/25ml (1ml=1mg=1000µg)*					
Dos	**Kreislaufschock:** 0.014–0.28µg/kgKG/min. über Perfusor i.v.:					
	5 kgKG	10 kgKG	15 kgKG	20 kgKG	30 kgKG	40 kgKG
	0.07-1.4 µg/min = 0.042-0.84 ml/h	0.14-2.8 µg/min = 0.084-1.68 ml/h	0.21-4.2 µg/min = 0.126-2.52 ml/h	0.28-5.6 µg/min = 0.168-3.36 ml/h	0.42-8.4 µg/min = 0.252-5.04 ml/h	0.56-11.2 µg/min = 0.336-6.72 ml/h
	50 kgKG	60 kgKG	70 kgKG	80 kgKG	90 kgKG	100 kgKG
	0.7-14 µg/min = 0.42-8.4 ml/h	0.84-16.8 µg/min = 0.504-10.08 ml/h	0.98-19.6 µg/min = 0.588-11.76 ml/h	1.12-22.4 µg/min = 0.672-13.44 ml/h	1.26-25.2 µg/min = 0.756-15.12 ml/h	1.4-28 µg/min = 0.84-16.8 ml/h

Perf	**5ml Arterenol (=5mg) + 45ml NaCl 0.9% oder Glukose 5%** (=50ml=5mg; 1ml=0.1mg=100µg) ⇒ 0.6ml/h=1µg/min (s.a. Tabelle hintere Umschlagseite)
Ind	Verschiedene Schockformen
KI	Hypertonie, Hyperthyreose, Phäochromozytom, Engwinkelglaukom, Prostata-adenom mit Restharnbildung, paroxysmale Tachykardie, hochfrequente absol. Arrhythmie, schwere Nierenfunktionsstörungen, Koronar- und Herzmuskel-erkrankungen, Arteriosklerose, Cor pulmonale, bek. Überempfindlichkeit
Wi	Stimulation von Alpha-1-Rez. ⇒ Vasokonstriktion, systol. und diastol. RR ↑
NW	Herzklopfen, pektanginöse Beschwerden, Myokardischämie, Myokardschädigung, starker Blutdruckanstieg, reflektorische Bradykardie, Herzrhythmusstörungen, Vasokonstriktion, insbes. im Bereich von Haut, Schleimhäuten u. Nieren; Kältegefühl in den Extremitäten, Blutdruckanstieg, unter Umständen exzessiv mit Gefahr von zerebralen Blutungen, Kopfschmerzen, Unsicherheits- und Angstgefühl, Zittern, Ruhelosigkeit, Verwirrtheitszustände, Psychosen, Oligurie, Anurie, Nekrosen bei Paravasat
Info	Rp HWZ 1–3min, Q_0 > 0.8, PPB 50%, PRC C, Lact ?
Inkom	Bei pH-Werten über 5 sehr empfindlich auf Sauerstoff und Metallionen
Lager	Arterenol Amp.: vor Licht geschützt bei +2 bis +8°C lagern; Arterenol Durchstechflasche: bei +2°C - +8°C lagern; bei Raumtemperatur (25°C) verkürzt sich die Lagerungsdauer (Amp. + Durchstechfl.) auf 6 Monate
s.a.	**Sympathomimetika:** Adrenalin → S. 11, Dobutamin → S. 35, Dopamin → S. 36, Orciprenalin → S. 81

Obidoximchlorid

Antidot

Hn Appl	**Toxogonin** *Amp. 250mg/1ml (0.2ml=50mg)*
Dos	**Intoxikationen mit Organophosphaten:** 250mg i.v. (nach Atropin-Gabe), dann Dauerinfusion mit 750mg/d; **Ki.:** 4–8mg/kgKG i.v.:

5 kgKG	10 kgKG	15 kgKG	20 kgKG	30 kgKG	40 kgKG
20-40mg	40-80mg	60-120mg	80-160mg	120-240mg	160-320mg

dann Dauerinfusion mit 10mg/kgKG/d:

5 kgKG	10 kgKG	15 kgKG	20 kgKG	30 kgKG	40 kgKG
50mg/d	100mg/d	150mg/d	200mg/d	300mg/d	400mg/d

Ind	Intoxikationen mit Organophosphaten (Alkylphosphate, Alkylthiophosphate, Phosphorsäureester, Thiophosphorsäureester), z.B. E 605=Parathion; Intoxikationen mit Nervenkampfstoffen wie Sarin, Tabun, VX
KI	Carbamat-Intoxikation (z.B. Aldicarb=Temik 5G)
Wi	Reaktivierung der blockierten Acetylcholinesterase, Verhinderung der Phosphorylierung und Inaktivierung des Enzyms
NW	Hitzegefühl, Kälteempfinden, Mentholgeschmack, Taubheitsgefühl, Muskelschwäche, Mundtrockenheit, Tachykardie, Hypertonie, EKG-Veränderungen, Herzrhythmusstörungen, Leberfunktionsstörungen; nach Gabe von 3–10g innerhalb von 1–3 Tagen cholestatischer Ikterus möglich
Info	OTC HWZ 2h Q$_0$ 0.85
Inkom	Inkompatibilitäten bisher nicht bekannt; Toxogonin (250mg) ist mit 250ml Glucosteril 5% oder 250ml NaCl 0.9% für 24h kompatibel
Lager	Keine besonderen Lagerungshinweise
s.a.	**Antidota:** Atropin → S. 18, Acetylcystein (ACC) → S. 7, Digitalis-Antitoxin → S. 29, Dimercaptopropansulfonat (DMPS) → S. 33, Dimethylaminophenol (4-DMAP) → S. 31, Ethanol → S. 41, Flumazenil → S. 45, Hydroxycobalamin → S. 53, Kalziumglukonat → S. 56, Naloxon → S. 71, Natriumthiosulfat → S. 74, Physostigmin → S. 87, Toloniumchlorid → S. 107

Ondansetron

Antiemetikum, 5-HT₃-Antagonist

Hn Appl	**Axisetron** *Tbl. 4, 8mg; Lingualtbl. 4, 8mg; Lösung (5ml=4mg; 1.25ml=1mg); Amp. 4mg/2ml (1ml=2mg; 0.5ml=1mg), 8mg/4ml (1ml=2mg; 0.5ml=1mg)* **Cellondan** *Tbl. 4, 8mg; Lingualtbl. 4, 8mg; Lösung (5ml=4mg; 1.25ml=1mg); Amp. 4mg/2ml (1ml=2mg; 0.5ml=1mg), 8mg/4ml (1ml=2mg; 0.5ml=1mg)* **Ondansetron ratioph.** *Tbl. 4, 8mg; Lingualtbl. 4, 8mg; Lösung (5ml=4mg; 1.25ml=1mg); Amp. 4mg/2ml (1ml=2mg; 0.5ml=1mg), 8mg/4ml (1ml=2mg; 0.5ml=1mg)* **Zofran** *Tbl. 4, 8mg; Lingualtbl. 4, 8mg; Lösung (5ml=4mg; 1.25ml=1mg); Amp. 4mg/2ml (1ml=2mg; 0.5ml=1mg), 8mg/4ml (1ml=2mg; 0.5ml=1mg)*
Dos	**Übelkeit, Erbrechen bei Chemotherapie:** 1–2 h vor Chemotherapie 8mg p.o., dann 2 x 8mg; 8mg vor Chemotherapie i.v., ggf. zusätzlich 2 x 8mg i.v.; **Ki.: > 5 J.:** 5mg/m² KOF vor Chemotherapie i.v., dann 2 x 4mg p.o.; **postop. Übelkeit, Erbrechen:** 16mg p.o. 1 h präop oder 4mg i.v. bei Narkosebeginn; **Ki.:** 0.1mg/kgKG i.v.:

10 kgKG	15 kgKG	20 kgKG	25 kgKG	30 kgKG	40 kgKG
1mg	1.5mg	2mg	2.5mg	3mg	4mg

	DANI nicht erforderlich
Ind	Übelkeit, Brechreiz und Erbrechen bei Chemotherapie, Strahlentherapie, postoperativ
KI	Bek. Überempfindlichkeit, Kinder < 2 J.
Wi	Selektive Blockade zentraler 5-HT₃-Rezeptoren ⇒ antiemetisch
NW	Kopfschmerzen, Obstipation, Wärmegefühl in Kopf und Oberbauch, Flush, Transaminasen- u. Bilirubinerhöhung, Schwindel, Diarrhoe, Mundtrockenheit
Info	Rp HWZ 3 h, Q₀ > 0.8, PPB 70-76%, PRC B, Lact ?
Inkom	Kompatible Infusionslösungen: Kochsalzlösung 0.9%, Glukoselösung 5%, Mannitollösung 10%, Ringerlösung, Kaliumchlorid-/Natriumchloridlösung (0.3%/0.9%), Kaliumchlorid-/Glukoselösung (0.3%/5%); Injektionslösung nicht in der Spritze oder Infusionsflasche mit anderen arzneimittelhaltigen Lösungen oder nicht überprüften Infusionslösungen mischen; Injektionslösg. nicht im Autoklaven sterilisieren; bei Verabreichung fluorouracilhaltiger Lösungen in einer Konzentr. von > 0.8mg Fluorouracil/ml ⇒ Ausfällung
Lager	Ampullen: vor Licht geschützt (z.B. in der Umverpackung), nicht über +30°C lagern; Tabletten: nicht über +30°C lagern; Lösung: aufrecht und nicht im Kühlschrank lagern
s.a.	**Antiemetika:** Metoclopramid → S. 66, Dimenhydrinat → S. 32

Orciprenalin	
Betasympathomimetikum	
Hn Appl	**Alupent** *Amp. 0.5mg/1ml (1mg=100µg=2ml); 5mg/10ml (1mg=100µg=2ml)*
Dos	**Bradykarde Rhythmusstörungen:** 0.25–0.5mg i.v.; 0.5–1mg s.c., i.m; 10–30µg/min. i.v. über Perfusor=6–18ml/h
Perf	**1 Amp. Alupent (=5mg/10ml) + 40ml NaCl 0.9%** (=50ml=5mg; 1ml=0.1mg=100µg) ⇒ 0.6ml/h=1µg/min (siehe auch Umrechnungstabelle hintere Umschlagseite)
Ind	Bradykarde Erregungsbildungs- und -leitungsstörungen wie Sinusbradykardie, digitalisbedingte Bradykardie, bradykarde absolute Arrhythmie bei Vorhofflimmern, AV-Block II° mit Wenckebach-Periodik, sofern keine Schrittmachertherapie erfolgt oder zur Überbrückung bis zur Schrittmachertherapie; Antidot bei relativer und absoluter Überdosierung von Betarezeptorenblockern
KI	Bek. Überempfindlichkeit, hypertrophe obstruktive Kardiomyopathie, Tachyarrhythmien, Hyperthyreose, Phäochromozytom
Wi	Stimulation von Beta-1- u. Beta-2-Rezeptoren ⇒ positiv inotrop, positiv chronotrop, Bronchospasmolyse, Mastzellstabilisierung
NW	Tachykardie, Arrhythmie, Palpitationen, Angina pectoris, Hypertonie, Hypotonie, Übelkeit, Erbrechen, allergische Reaktionen, Nervosität, Tremor, Kopfschmerzen, Schwindel, Benommenheit, Muskelkrämpfe
Info	Rp HWZ 6h, PPB 10%
Inkom	Kompatible Infusionslösungen (ohne weitere Zusätze): NaCl 0.9%, Glukose 5%, Xylitlösung 10%, Lösungen zur Elektrolytzufuhr (z.B. Jonosteril, Sterofundin, Tutofusin und Ringerlösung); nachgewiesene Inkompatibilität mit Plasmasteril
Lager	Vor Licht geschützt (z.B. in der Umverpackung) lagern
s.a.	**Sympathomimetika:** Adrenalin → S. 11, Dobutamin → S. 35, Dopamin → S. 36, Noradrenalin → S. 78

Oxytocin

Hypophysenhinterlappenhormon

Hn Appl	**Oxytocin Hexal** *Amp. E/1ml (1 IE=0.2ml), 10 IE/1ml (1 IE=0.1ml)* **Oxytocin Carino** *Amp. IE/1ml (1 IE=0.33ml), 10 IE/1ml (1 IE=0.1ml)* **Syntocinon** *Amp. IE/1ml (1 IE=0.33ml), 10 IE/1ml (1 IE=0.1ml)*
Dos	Postpartale Blutung: 5–10 IE i.m.; 5–6 IE langsam i.v.
Ind	Atonische postpartale Blutung
KI	Bek. Überempfindlichkeit, EPH-Gestose, Neigung zu Tetanus uteri, drohende Uterusruptur, vorzeitige Plazentalösung, Placenta praevia, unreife Cervix, drohende Asphyxia fetalis, Lageanomalien des Kinds, z.B. Beckenendlage, mechanisches Geburtshindernis
Wi	Stimulation von Kontraktionsfrequenz und kontraktiler Kraft der Uterusmuskulatur
NW	Zu starke Wehentätigkeit, Tetanus uteri, Übelkeit, Erbrechen, Herzrhythmusstörungen, allergische Reaktionen, Hypertonie, ausgeprägte Hypotonie mit Reflextachykardie, Wasserretention, Hyponatriämie
Info	Rp HWZ 3–5min, PRC X, Lact -
Inkom	Oxytocin Carino: in Ringerlösung und NaCl 0.9% über einen Zeitraum von 9h stabil, in Glukose 5% wird eine Haltbarkeit von 1h erreicht; Syntocinon: kompatibel mit NaCl 0.9% und Glukose 5%
Lager	Oxytocin Carino: bei +2°C - +8°C, vor Licht geschützt (z.B. in der Umverpackung) lagern; Syntocinon: im Kühlschrank lagern

Paracetamol

Analgetikum, Antipyretikum

Hn Appl	**Ben-u-ron** *Tbl. 500mg; Kps. 500mg; Supp. 75, 125, 250, 500, 1000mg; Saft (5ml=200mg)* **Paedialgon** *Tbl. 500mg; Saft (5ml=200mg); Supp. 125, 250, 500mg* **Paracetamol Hexal** *Tbl. 500mg; Supp. 125, 250, 500, 1000mg; Saft (5ml=200mg)* **Perfalgan** *Inf.Lsg. 500mg/50ml, 1000mg/100ml*

Dos	**Schmerzen, Fieber:** 1g i.v., ggf. Wiederholung nach 4h, max. 4g/d i.v.; 3–4 x 10-15mg/kgKG, max. 50mg/kgKG/d p.o/rect.:

5 kgKG	10 kgKG	15 kgKG	20 kgKG	30 kgKG	40 kgKG
50-75 mg, max. 250mg/d	100-150 mg, max. 500mg/d	150-225 mg, max. 750mg/d	200-300 mg, max. 1000mg/d	300-450 mg, max. 1500mg/d	400-600 mg, max. 2000mg/d
50 kgKG	60 kgKG	70 kgKG	80 kgKG	90 kgKG	100 kgKG
500-750 mg, max. 2500mg/d	600-900 mg, max. 3000mg/d	700-1050 mg, max. 3500mg/d	800-1200 mg, max. 4000mg/d	900-1350 mg, max. 4500mg/d	1000-1500 mg, max. 5000mg/d

Ki.: p.o./rect. s. Erw.; **i.v: Ki. > 33kgKG:** 15mg/kgKG i.v., ggf. Wiederholung. nach 4h, max. 60mg/kgKG/d bzw. max. 4g/d i.v.:

35 kgKG	40 kgKG	45 kgKG	50 kgKG	55 kgKG	60 kgKG
525mg,max. 2100mg/d	600mg,max. 2400mg/d	675mg,max. 2700mg/d	750mg,max. 3000mg/d	825mg,max. 3300mg/d	900mg,max. 3600mg/d

DANI GFR < 30: (i.v.), Dosisintervall: 6h

Ind	Leichte bis mäßig starke Schmerzen, Fieber
KI	Bek. Überempfindlichkeit
Wi	Hemmung der zerebralen Prostaglandinsynthese, Hemmung des Effektes endogener Pyrogene auf die hypothalamische Temperaturregulation ⇒ antipyretisch, analgetisch, nur sehr gering antiphlogistisch
NW	Hautrötung, Exanthem, allergische Reaktionen, Quincke-Ödem; Leukopenie, Thrombopenie, Agranulozytose
Info	OTC/Rp HWZ 1-4h , Q_0 >0,9, PPB 10%, PRC B, Lact+
Inkom	Perfalgan: nicht mit anderen Arzneimitteln mischen; bis zu 10-fache Verdünnung mit NaCl 0.9% oder Glukose 5% möglich (bis zu 1h stabil)
Lager	Ben-u-ron Kps.+ Tabl.: keine besonderen Lagerungsanforderungen; Ben-u-ron Saft + Supp.: nicht über +25°C lagern; Perfalgan: nicht über +30°C lagern, nicht im Kühlschrank lagern oder einfrieren
s.a.	**Nonsteroidale Antirheumatika (NSAR):** Acetylsalicylsäure → S. 9, Metamizol → S. 64, Paracetamol → S. 82, **Opioid-Analgetika:** Fentanyl → S. 44, Morphin → S. 70, Pethidin → S. 84, Piritramid → S. 88, Tramadol → S. 108

Pethidin

Opioidanalgetikum

Hn Appl	**Dolantin** *Supp. 100mg; Gtt. (21gtt.=50mg; 1gtt.=2.38mg); Amp. 50mg/1ml (0.2ml=10mg), 100mg/2ml (1ml=50mg; 0.2ml=10mg)* **Dolcontral** *Supp. 100mg* **Pethidin Hameln** *Amp. 50mg/1ml (0.2ml=10mg)*
Dos	**Starke Schmerzen:** 50mg i.v., Wiederholung n. Bedarf; 1–5 x 100mg rect.; 25–150mg p.o/s.c./i.m.; max. 500mg/d p.o./rect./i.v.; **Ki.** 0.6–1.2mg/kgKG/Einzeldosis p.o.:

10 kgKG	15 kgKG	20 kgKG	25 kgKG	30 kgKG	40 kgKG
6–12mg	9–18mg	12–24mg	15–30mg	18–36mg	24–48mg

	DANI Dosisintervall verlängern
Ind	Starke Schmerzen
KI	Bek. Überempfindlichkeit, gleichzeitige Th. mit MAO-Hemmern, Kinder <1J.; Gtt.: Überempfindlichkeit gegen Methyl-4-Hydroxybenzoat Supp.: Überempfindlichkeit gegen Soja und Erdnuss
Wi	Stimulation von μ-Rezeptoren ⇒ analgetisch, antitussiv, sedierend, atemdepressiv, RR↓, Herzfrequenz↑
NW	Hypotonie, Tachykardie, Bradykardie, Atemdepression, Sedierung, Schwindel, Verwirrtheit, Bronchospasmus, Miosis, Singultus, Übelkeit, Erbrechen, Obstipation, Miktionsbeschwerden, Stimmungsveränderungen, Halluzinationen, Wahnvorstellungen, Krampfanfälle, Überempfindlichkeitsreaktionen
Info	Rp (BtM), HWZ 3.5–4h, Q_0 0.9, PPB 60%
Inkom	Dolantin-Injektionslösung + Pethidin Hameln: ausschließlich mit NaCl 0.9% mischen
Lager	Arzneimittel gemäß § 15 BtMG lagern; zusätzlich: Dolantin-Inj.-lösung: keine besonderen Lagerungsanforderungen; Dolantin-Tropfen,-Supp u. Pethidin Hameln: nicht über +25°C lagern
s.a.	**Opioid–Analgetika:** Fentanyl → S. 44, Morphin → S. 70, Piritramid → S. 88, Tramadol → S. 108 **Nonsteroidale Antirheumatika (NSAR):** Acetylsalicylsäure → S. 9, Metamizol → S. 64, Paracetamol → S. 82

Phenytoin

Antikonvulsivum

Hn Appl	**Phenhydan** *Amp. 250mg/5ml (1ml=50mg; 0.2ml=10mg);* *Inf.Lsg. 750mg/50ml (1ml=15mg; 10mg=0.66ml)*

Dos

Status epilepticus, Anfallserien: 750mg über 20–30min i.v., ggf. Wiederholung (max. Infusionsgeschwindigkeit 50mg/min=3000mg/h); max. 17mg/kgKG/d, bzw. 1500mg/d:

50 kgKG	60 kgKG	70 kgKG	80 kgKG	90 kgKG	100 kgKG
max. 850mg/d	max. 1020mg/d	max. 1090mg/d	max. 1360mg/d	max. 1500mg/d	max. 1500mg/d

Ki. bis 12 J.: max. Infusionsgeschwindigkeit* 1mg/kgKG/min:

5 kgKG	10 kgKG	15 kgKG	20 kgKG	30 kgKG	40 kgKG
*=300mg/h	*=600mg/h	*=900mg/h	*=1200mg/h	*=1800mg/h	*=2400mg/h

Tag 1: max. 30mg/kgKG/d i.v.:

5 kgKG	10 kgKG	15 kgKG	20 kgKG	30 kgKG	40 kgKG
max. 150mg/d	max. 300mg/d	max. 450mg/d	max. 600mg/d	max. 900mg/d	max. 1200mg/d

Tag 2: max. 20mg/kgKG/d i.v.:

5 kgKG	10 kgKG	15 kgKG	20 kgKG	30 kgKG	40 kgKG
max. 100mg/d	max. 200mg/d	max. 300mg/d	max. 400mg/d	max. 600mg/d	max. 800mg/d

Tag 3: max. 10mg/kgKG/d i.v.:

5 kgKG	10 kgKG	15 kgKG	20 kgKG	30 kgKG	40 kgKG
max. 50mg/d	max. 100mg/d	max. 150mg/d	max. 200mg/d	max. 300mg/d	max. 400mg/d

Ind	Status epilepticus, Anfallserien
KI	Bek. Überempfindlichkeit, schwere Knochenmarksschädigung, AV-Block II-III°, Sick-Sinus-Syndrom, innerhalb der ersten 3 Monate n. Myokardinfarkt, eingeschränkte Pumpfunktion (EF < 35%)
Wi	Hyperpolarisierende Wirkung auf erregbare Zellmembranen ⇒ antikonvulsiv durch Verstärkung der inhibitorischen Impulsaktivität

Phenytoin (Fortsetzung)

NW	Kopfschmerzen, verwaschene Sprache, Abgeschlagenheit, starrer Blick, Appetitlosigkeit, Apathie, Müdigkeit, Bewegungsstörungen, Gewichtsverlust, Schwindel, Erbrechen,Mundtrockenheit, Nystagmus, Tremor, Doppelbilder, Ataxie, Vigilanzstörungen, Bewusstseinsstörungen, myasthenisches Syndrom, Asystolie, Kammerflimmern, proarrhythmische Wirkungen, Blutdruckabfall
Info	Rp HWZ 22h, Q_0 1.0, PPB 83–94%, th. Serumspiegel 10-20mg/l
Inkom	Injektionslösung: Mischung oder Verdünnung mit anderen Arzneimittel oder Infusionslösungen nicht möglich; Infusionskonzentrat: Verdünnung mit 250 oder 500 ml NaCl 0.9% möglich; keine Mischung mit anderen Arzneimitteln im gesamten Infusionssystem, da Phenytoin sonst auskristallisiert
Lager	Keine besonderen Lagerungsanforderungen
s.a.	**Antiepileptika, Antikonvulsiva, Sedativa, Benzodiazepine:** Diazepam→ S. 28, Midazolam → S. 68, Thiopental → S. 103

Physostigmin

Antidot, Parasympathomimetikum

Hn Appl	**Anticholium** *Amp. 2mg/5ml (2.5ml=1mg; 1ml=0.4mg)*
Dos	**Anticholinerges Syndrom bei Vergiftungen (s.u.):** initial 2mg langsam i.v. oder i.m., 1–4mg alle 20min i.v. bzw. Wiederholung der Vollwirkdosis, wenn die Vergiftungssymptome wieder auftreten; **Ki.:** 0.5mg i.v. oder i.m., Wiederholung alle 5min bis Gesamtdosis von 2mg, solange die anticholinergischen Symptome weiterbestehen und keine cholinergischen Symptome auftreten
Ind	Vergiftung bzw. Überdosierung von Atropin, Amphetamine, trizyklische Antidepressiva, Phenotiazine, Benzodiazepine, Antihistaminika; zur Unterbindung von zentral anticholinergischen Symptomen
KI	Asthma bronchiale, KHK, Gangrän, mechanische Obstipation, mechanische Harnsperre
Wi	Reversible Hemmung der Cholinesterase ⇒ Anstieg von Acetylcholin im synaptischen Spalt ⇒ indirekte parasympathomimetische Wirkung
NW	Erbrechen, Übelkeit, Speichelfluss, Harn- u. Stuhlinkontinenz, Krampfanfälle, Bradykardie, Durchfall, Asthma-Anfall, Bewusstseinsstörungen
Info	Rp
Inkom	Nicht bekannt
Lager	Vor Licht geschützt (z.B. in der Umverpackung) und nicht über +25°C lagern
s.a.	**Antidota:** Atropin → S. 18, Acetylcystein (ACC) → S. 7, Digitalis-Antitoxin → S. 29, Dimercaptopropansulfonat (DMPS) → S. 33, Dimethyl-aminophenol (4-DMAP) → S. 31, Ethanol → S. 41, Flumazenil → S. 45, Hydroxycobalamin → S. 53, Kalziumglukonat → S. 56, Naloxon → S. 71, Natriumthiosulfat → S. 74, Obidoximchlorid → S. 79, Toloniumchlorid → S. 107

Piritramid

Opioidanalgetikum

| Hn Appl | Dipidolor *Amp. 15mg/2ml (1ml=7.5mg)* |

Dos Starke Schmerzen: 7.5–22.5mg langsam (10mg/min) i.v.; 15–30mg i.m./s.c.;
Ki.: 0.05–0.1mg/kgKG i.v.:

5 kgKG	10 kgKG	15 kgKG	20 kgKG	30 kgKG	40 kgKG
0.25-0.5mg	0.5-1mg	0.75-1.5mg	1-2mg	1.5-3mg	2-4mg

0.05–0.2mg/kgKG i.m./s.c.:

5 kgKG	10 kgKG	15 kgKG	20 kgKG	30 kgKG	40 kgKG
0.25-1mg	0.5-2mg	0.75-3mg	1-4mg	1.5-6mg	2-8mg

Ind	(Sehr) starke Schmerzen
KI	Bek. Überempfindlichkeit, Gravidität, Stillzeit
Wi	Stimulation von μ-Rezeptoren ⇒ analgetisch
NW	Atemdepression, Hypotonie, Sedierung, Übelkeit, Erbrechen, Singultus, Miosis, Bradykardie, Bronchospasmen, Miktionsbeschwerden, Obstipation, Juckreiz, Exanthem, Tonuserhöhung der Sphinkteren der Gallen- und Pankreasgänge oder der Harnblase
Info	Rp (BtM), HWZ 4–10h, Q_0 1.0, PRC C
Inkom	Verdünnung mit NaCl 0.9% oder Glukose 5% möglich (z.B. 1 Amp. Dipidolor (=15mg=2ml) + 13ml NaCl 0.9% o. Glukose 5% ⇒ 1ml=1mg); nicht mit anderen Arzneimitteln oder Elektrolytlösungen mischen, um Ausfällungen vorzubeugen (mögl. ab einem pH-Wert >4,8)
Lager	Arzneimittel gemäß § 15 BtMG lagern
s.a.	**Opioid-Analgetika:** Fentanyl → S. 44, Morphin → S. 70, Pethidin → S. 84, Tramadol → S. 108 **Nonsteroidale Antirheumatika (NSAR):** Acetylsalicylsäure → S. 9, Metamizol → S. 64, Paracetamol → S. 82

Prednisolon
Glukokortikoid

Hn Appl	**Hefasolon** *Amp. 40mg/5ml (1ml=8ml; 1mg=0.125ml)* **Infectocortikrupp** *Supp.100mg* **Klismacort** *Rektalkps. 100mg* **Prednabene** *Amp. 25mg/1ml* **Prednisolut** *Amp. 10mg/2ml (1ml=5mg; 0.2ml=1mg), 25mg/2ml (1ml=12.5mg), 50mg/2ml (1ml=25mg), 100mg/2ml (1ml=50mg), 250mg/5ml (1ml=50mg), 500mg/5ml (1ml=100mg), 1000mg/10ml (1ml=100mg)* **Solu-Decortin H** *Amp. 10mg/1ml, 25mg/1ml, 50mg/1ml, 100mg/1ml, 250mg/5ml (1ml=50mg), 500mg/5ml (1ml=100mg), 1g/10ml (1ml=100mg)*
Dos	**Anaphylaktischer Schock:** 1g i.v; **toxisches Lungenödem:** 1g i.v., evtl. nach 6, 12 u. 24h wiederholen; **Status asthmaticus:** 100–500mg i.v., Weiterbehandlung alle 6h mit gleicher oder niedrigerer Dosis, dann Dosisreduktion; **Pseudokrupp:** 100mg rect., bei Bedarf nach 1h erneut 100mg; 25–50mg i.v., evtl. nach 2–3h wiederholen; **Addison-Krise:** 25–50mg i.v., dann orale Weiterbehandlung + Mineralokortikoid
Ind	Anaphylaktischer Schock, toxisches Lungenödem, Status asthmaticus, Pseudokrupp, Addison-Krise
KI	Bek. Überempfindlichkeit
Wi	Hemmung mesenchymaler Reaktionen (Entzündung, Exsudation, Proliferation) sowie akuter Immunreaktionen
NW	Bei Kurzzeitanwendung: Infektionen, Knochenmasseverlust, allerg. Reaktionen; Supp: Schleimhautirritationen
Info	Rp HWZ 2.6–3h, Q_0 0.75, PPB 95%, PRC C, Lact -
Inkom	Solu-Decortin-H: nicht mit anderen Arzneimittel mischen; bei einem Mischungsverhältnis von 1g in 500ml für mindestens 6 Stunden in: NaCl 0.9%, Ringer-Lösung, Ringer-Lactat-Lösung, Glukose 5 u. 10%, sowie bei einem Mischungsverhältnis von 1g in 250ml für mindestens 2 Stunden in NaCl 0.9% und Glukose 5% kompatibel (sofern nicht anders in den Herstellerinformationen der Infusionslösungen angegeben)
Lager	Klismacort + Solu-Decortin-H: keine besonderen Lagerungsanforderungen
s.a.	**Glukokortikoide:** Dexamethason → S. 27, Methylprednisolon → S. 65 **Inhalative Kortikoide:** Beclometason → S. 20

Promethazin

Neuroleptikum, Antihistaminikum

Hn Appl	Atosil N *Amp. 50mg/2ml (1ml=25mg)* Promethazin Neuraxph. *Amp. 50mg/2ml (1ml=25mg)* Prothazin *Amp. 50ml/2ml (1ml=50mg)*

Dos	**Unruhe- u. Erregungszustände:** 25mg i.v., ggf. nach 2h wiederholen; max. 100mg/d, in schweren Fällen 200mg/d; **Ki.:** 12.5–25mg i.v., max. 0.5mg/kgKG/d:

5 kgKG	10 kgKG	15 kgKG	20 kgKG	30 kgKG	40 kgKG
max.2.5mg/d	max.5mg/d	max.7.5mg/d	max.10mg/d	max.15mg/d	max.20mg/d

Ind	Akute Unruhe- und Erregungszustände im Rahmen psychiatrischer Grunderkrankungen
KI	Überempfindlichkeit gegenüber Neuroleptika, insbes. Phenothiazinen, akute Alkohol-, Schlafmittel-, Analgetika- und Psychopharmaka-Intoxikation, schwere Blutzell- und Knochenmarkschädigung, Kreislaufschock, Koma
Wi	H_1-Antihistaminikum mit stark sedierender Wirkung und fehlenden antipsychotischen Eigenschaften, zusätzlich anticholinerg, antiserotonerg, membranstabilisierend
NW	Sedierung, Mundtrockenheit, Störungen der Speichelsekretion, Hypotonie, orthostat. Dysregulation, Tachykardie, EKG-Veränderungen, Parkinson Syndrom, Akkomodationsstörungen, verstopfte Nase, Schwitzen, vermehrtes Durstgefühl, Leukopenie, Frühdyskinesien: krampfartiges Herausstrecken der Zunge, Schlundkrämpfe, Blickkrämpfe, Schiefhals, Versteifung der Rückenmuskulatur
Info	Rp HWZ 7–15h, Q_0 1.0, PPB > 90%, PRC C, Lact ?
Inkom	Atosil: nicht mit anderen Injektions- und Infusionslösungen mischen
Lager	Atosil: vor Licht geschützt (z.B. in der Umverpackung) lagern
s.a.	**Neuroleptika:** Haloperidol → S. 50. **Antihistaminika:** Cimetidin → S. 23, Clemastin → S. 24, Dimenhydrinat → S. 32, Dimetinden → S. 34

Propofol 1%

Hypnotikum

Hn Appl	Disoprivan *1% Amp. 200mg/20ml, 500mg/50ml; Fertigspritze 500mg/50ml (1ml=10mg)* Propofol Lipuro *Amp. 200mg/20ml, 500mg/50ml, 1g/100ml (1ml=10mg)* Propofol ratioph. *Amp. 200mg/20ml, 500mg/50ml, 1g/100ml (1ml=10mg)*

Dos	**Narkoseeinleitung Ki. 1M-8J:** 3mg/kgKG i.v. (ggf. Ergänzungsdosen von 1mg/kgKG):

5 kgKG	10 kgKG	15 kgKG	20 kgKG	30 kgKG	40 kgKG
15mg	30mg	45mg	60mg	90mg	120mg

Narkoseeinleitung Ki >8J: 2.5mg/kgKG i.v.:

25 kgKG	30 kgKG	35 kgKG	40 kgKG	45 kgKG	50 kgKG
62.5mg	75mg	87.5mg	100mg	112.5mg	125mg

Narkoseaufrechterhaltung Kinder: über Perfusor 9-15mg/kgKG/h i.v.:

5 kgKG	10 kgKG	20 kgKG	30 kgKG	40 kgKG	50 kgKG
45-75mg/h	90-150mg/h	180-300mg/h	270-450mg/h	360-600mg/h	450-750mg/h

Narkoseeinleitung Erwachsene: Pat. > 55 J. oder Risikopatienten: 1mg/kgKG i.v., sonst 1.5-2.5mg/kgKG langsam i.v.:

50 kgKG	60 kgKG	70 kgKG	80 kgKG	90 kgKG	100 kgKG
75-125mg	90-150mg	105-175mg	120-200mg	135-225mg	150-250mg

Narkoseaufrechterhaltung Erwachsene: über Perfusor 4-12mg/kgKG/h i.v.:

50 kgKG	60 kgKG	70 kgKG	80 kgKG	90 kgKG	100 kgKG
200-600 mg/h	240-720 mg/h	280-840 mg/h	320-960 mg/h	360-1080 mg/h	400-1200 mg/h

Sedierung bei chirurgischen oder diagnostischen Eingriffen: initial 0.5-1mg/kgKG über 1-5min i.v.:

50 kgKG	60 kgKG	70 kgKG	80 kgKG	90 kgKG	100 kgKG
25-50mg	30-60mg	35-70mg	40-80mg	45-90mg	50-100mg

dann Perfusor mit 1.5-4.5mg/kgKG/h:

50 kgKG	60 kgKG	70 kgKG	80 kgKG	90 kgKG	100 kgKG
75-225 mg/h	90-270 mg/h	105-315 mg/h	120-360 mg/h	135-405 mg/h	150-450 mg/h

Propofol 1% (Fortsetzung)

	Sedierung bei Intensivbehandlung: Perfusor mit 0.3–4mg/kgKG/h i.v.:					
	50 kgKG	60 kgKG	70 kgKG	80 kgKG	90 kgKG	100 kgKG
	15-200mg/h	18-240mg/h	21-280mg/h	24-320mg/h	27-360mg/h	30-400mg/h
Perf	**1 Amp. Disoprivan 1% (=500mg/50ml) pur** (=50ml=500mg; 1ml=10mg) $\Rightarrow$ 1ml/h=10mg/h					
Ind	Einleitung und Aufrechterhaltung einer Narkose, Sedierung bei chirurgischen und diagnostischen Eingriffen sowie bei Beatmung im Rahmen einer Intensivbehandlung					
KI	Überempfindlichkeit gegen Propofol, Soja, Erdnuss; Kinder < 1 M. zur Narkose, Kinder < 16 J. zur Sedierung; Propofol 2%: Kinder < 3 J.					
Wi	Hypnotikum mit raschem Wirkungseintritt und kurzer Wirkdauer, keine analgetische Wirkung					
NW	Blutdruckabfall, Apnoe, Exzitationssymptome, Husten, Übelkeit, Erbrechen, Kopfschmerzen, Euphorie, Hypertonie, Flush, Singultus, Bradykardie, Tachykardie, Arrhythmien, Kältegefühl, Hyperventilation, Überempfindlichkeitsreaktionen, Fieber, Herabsetzung der sexuellen Hemmschwelle					
Info	Rp HWZ 40-200min, Qo 1.0, PPB 98%, PRC B, Lact ?					
Inkom	Disoprivan 1%: ausschließlich Glukose 5% mischen; Propofol-Lipuro 1%: ausschließlich mit Glukose 5%, NaCl 0.9%, kombinierter 0,18%iger Natriumchloridlösung/4%iger Glukoselösung und konservierungsmittelfreiem Lidocain 1% mischen; Propofol ratiopharm 1%: ausschließlich Glukose 5% oder NaCl 0.9% mischen; Alle Präparate: die Muskelrelaxanzien Atracurium und Mivacurium nicht ohne vorheriges Durchspülen über denselben intravenösen Zugang wie Propofol 1% verabreichen					
Lager	Disoprivan 1%: nicht über +25°C lagern, nicht einfrieren; Propofol-Lipuro 1% + Propofol ratiopharm 1%: vor Licht geschützt (z.B. in der Umverpackung), nicht über +25°C lagern, nicht einfrieren					
s.a.	**Injektionsnarkotika:** Esketamin → S. 38, Etomidat → S. 42, Ketamin → S. 57, Thiopental → S. 103					

Reproterol	
Beta-2-Sympathomimetikum, Bronchospasmolytikum	
Hn Appl	**Bronchospasmin** *Amp. 0.09mg/1ml (1ml=90µg)*
Dos	**Status asthmaticus:** 0.09mg langsam i.v., ggf. Wdh nach 10–15min; ggf. Perfusor mit 18–90µg/h i.v.=2–10ml/h; **Ki. >3 M.:** 1 Amp. Bronchospasmin mit 14ml NaCl 0.9% verdünnen ⇒ 1ml=6µg, davon 1.2µg/kgKG langsam i.v.:

5 kgKG	10 kgKG	15 kgKG	20 kgKG	30 kgKG	40 kgKG
6µg=1ml	12µg=2ml	18µg=3ml	24µg=4ml	36µg=6 ml	48µg=8ml

ggf. Perfusor mit 0.2µg/kgKG/min i.v.:

5 kgKG	10 kgKG	15 kgKG	20 kgKG	30 kgKG	40 kgKG
1µg/min = 60µg/h = 6.6ml/h	2µg/min = 120µg/h = 13.3ml/h	3µg/min = 180µg/h = 20ml/h	4µg/min = 240µg/h = 26.7ml/h	6µg/min = 360µg/h = 40ml/h	8µg/min = 480µg/h = 53.3ml/h

Perf	**5 Amp. Bronchospasmin (=5x0.09mg/1ml) + 45ml NaCl 0.9%** (=50ml=0.45mg=450µg; 1ml=0.009mg=9µg) ⇒ 1ml/h=9µg/h
Ind	Status asthmaticus, schwere Bronchospastik
KI	Bek. Überempfindlichkeit, schwere Hyperthyreose, hypertrophe obstruktive Kardiomyopathie, Phäochromozytom
Wi	Stimulation vorwiegend der Beta-2-Rezeptoren ⇒ Erschlaffung der glatten Muskulatur in den Bronchien, Hemmung der Freisetzung von Mediatoren aus den Mastzellen
NW	Kopfschmerzen, Unruhegefühl, Herzklopfen, Tachykardien, ventrikuläre Extrasystolie, Muskelkrämpfe, feinschlägiger Tremor, Hypertonie, Hypotonie, Miktionsstörungen, Blutzuckeranstieg, Hypokaliämie
Info	Rp, HWZ 1–1.5h, PPB 70%
Inkom	Nicht zutreffend
Lager	Keine besonderen Lagerungsanforderungen
s.a.	**Bronchodilatatoren:** Fenoterol → S. 43, Terbutalin → S. 101, Ipratropiumbromid → S. 55, Reproterol → S. 93, Theophyllin → S. 102

Ringer–Laktat	
Vollelektrolytlösung	
Hn Appl	**Ringer–Laktat** *Inf.Lsg. 500ml, 1000ml (1l enthält 6g NaCl, 0.4g KCl, 0.27g CaCl-2-H2O, 6.1g Na-Lactat)*

Dos	**Parenteraler Flüssigkeitsersatz:** nach Bedarf 500–1000ml i.v.; **Ki.:** 5–10ml/kgKG/h i.v.:					
	5 kgKG	10 kgKG	15 kgKG	20 kgKG	30 kgKG	40 kgKG
	25–50ml/h	50–100ml/h	75–150ml/h	100–200ml/h	150–300ml/h	200–400ml/h

Ind	Kurzfristiger intravasaler Volumenersatz, isotone Dehydratation, hypotone Dehydratation, Flüssigkeits- und Elektrolytersatz bei ausgeglichenem Säure-Basen-Haushalt sowie bei leichter Azidose
KI	Hyperhydratationszustände, dekompensierte Herzinsuffizienz, Lungenödem, schwere Niereninsuffizienz, Hypernatriämie, Hyperkaliämie, Hyperchlorämie
Wi	Plasmaisotone Zufuhr von Flüssigkeit und Elektrolyten
NW	Keine bei korrekter Anwendung
Info	OTC
Inkom	Ringer-Lactat Baxter: Infusionszusatz nur nach Kompatibilitätsprüfung; inkompatibel: Aminocapronsäure (Amicar), Amphotericin B, Metaraminoltartrat (Aramine), Cefamandol, Cortisonacetat (Cortone acetate), Diethylstilbestrol, Etamivan (Emivan), Ethylalkohol, Phosphat- und Carbonatlösungen, Oxytetracyclin, (Terramycyn), Thiopental-Natrium, Versenat-Dinatrium
Lager	Ringer-Lactat Baxter: keine besonderen Lagerungsanforderungen
s.a.	**Infusionslösungen:** Natriumchlorid 0,9% → S. 73, Vollelektrolytlösung → S. 113, HAES 6% → S. 49

Rocuronium	
Nichtdepolarisierendes Muskelrelaxans	
Hn Appl	Esmeron *Amp. 50mg/5ml, 100mg/10ml (1ml=10mg)*
Dos	**Muskelrelaxierung im Rahmen einer Narkose: 0.6mg/kgKG i.v.:**

5 kgKG	10 kgKG	15 kgKG	20 kgKG	30 kgKG	40 kgKG
3mg	6mg	9mg	12mg	18mg	24mg
50 kgKG	**60 kgKG**	**70 kgKG**	**80 kgKG**	**90 kgKG**	**100 kgKG**
30mg	36mg	42mg	48mg	54mg	60mg

Erhaltungsdosis 0.15mg/kgKG:

5 kgKG	10 kgKG	15 kgKG	20 kgKG	30 kgKG	40 kgKG
0.75mg	1.5mg	2.25mg	3mg	4.5mg	6mg
50 kgKG	**60 kgKG**	**70 kgKG**	**80 kgKG**	**90 kgKG**	**100 kgKG**
7.5mg	9mg	10.5mg	12mg	13.5mg	15mg

Ind	Muskelrelaxierung im Rahmen einer Narkose
KI	Überempfindlichkeit gegen Rocuronium oder Bromid; Unmöglichkeit der Intubation und Beatmung
Wi	Kompetitive Verdrängung von Acetylcholin an der motorischen Endplatte ⇒ nicht-depolarisierende Muskelrelaxation
NW	Anaphylaktische Reaktionen, Tachykardie, Hypotonie
Info	Rp HWZ 84–131min, Wi 35min, Q₀ 0.8, PRC B, Lact ?
Inkom	In einer Konzentration bis zu 2mg/ml physikal. kompatibel mit NaCl 0.9%, Glukose 5%, 5% Glukose in NaCl 0.9%, Ringer-Laktat-Lösung und Haemaccel 35; inkompatibel in Lösungen von Amoxicillin, Amphotericin, Azathioprin, Cefazolin, Cloxacillin, Dexamethason, Diazepam, Enoximon, Erythromycin, Famotidin, Furosemid, Hydrocortison-Natriumsuccinat, Insulin, Intralipid, Methohexiton, Methylprednisolon, Prednisolon-Natriumsuccinat, Thiopental, Trimethoprim und Vancomycin
Lager	Vor Licht geschützt (z.B. in der Umverpackung) bei +2°C und +8°C lagern; im Zeitraum vor Ablauf des Verfallsdatums kann Esmeron maximal 12 Wochen lang zwischen +8°C und +30°C aufbewahrt werden
s.a.	**Muskelrelaxanzien,** depolarisierend: Suxamethoniumchlorid → S. 99 **Muskelrelaxanzien,** nichtdepolarisierend: Atracurium → S. 17, Vecuronium → S. 110

Sauerstoff

Inhalationsgas, O_2

Hn Appl	**Sauerstoff** *Druckgasflaschen (diverse Größen)*
Dos	**Hypoxämie verschiedener Genese:** über Maske, Nasenkatheter, Nasopharyngealkatheter: 0.5–8 l/min; Beatmung: 30–100%
Ind	Störungen der Lungenbelüftung durch Einengung der Atemwege (Bronchospasmus, Laryngospasmus) oder aufgrund zentralnervöser bzw. neuromuskulärer Störungen der Atmungsregulation; Störungen der Belüftung oder Durchblutung der Lungen durch pathologische Veränderungen des Lungengewebes (Fibrose, Atelektase, Lungenödem, Lungenembolie, Emphysem, Pleuraerguss, Pneumonie, Pneumothorax); Herzerkrankungen, Anämie, Vergiftungen (Cyanid-, Kohlenmonoxid), Schockzustände, Dekompressionskrankheit, Hypoventilation bei Schonatmung infolge Rippenfraktur
KI	Anwendungsbeschränkung bei schweren chronisch obstruktiven Lungenerkrankungen wegen Gefahr der Hyperkapnie
Wi	Erhöhung der Sauerstoffkonzentration in der Einatemluft
NW	Hyperkapnie bei schwerer COPD/Asthma; bei Neugeborenen und lang anhaltender O_2-Therapie (> 40%): Augenlinsenschädigung, pulmonale Blutungen, Atelektasen, hyaline Membranschäden, Lungenfibrose
Info	Ventil langsam öffnen (Linksdrehung), von Öl und Fett freihalten; Behälter nicht restlos entleeren; Berechnung des Sauerstoffvorrates in Druckgasflaschen: Druckgasanzeige (bar) x Flaschengröße (Liter)=Sauerstoffvorrat in Litern
Inkom	Keine bekannt
Lager	Behälter unter +50°C an einem gut gelüfteten Ort aufrecht lagern und gegen Umfallen sichern; nicht zusammen mit brennbaren und leicht entzündlichen Stoffen lagern; Behälter von elektrischen Geräten, Funken, Wärmequellen und offenen Flammen fernhalten

Sauerstoff / 1 Liter Druckgasflasche
(verbleibende Einsatzzeit in Minuten bei 15° C und einem Restdruck von 10 bar)

Anzeige (bar)	10	20	40	60	80	100	120	140	160	180	200
2 Liter/min	0	5	15	25	35	45	55	65	75	85	95
4 Liter/min	0	2	7	12	17	22	27	32	37	42	47
6 Liter/min	0	1	5	8	11	15	18	21	25	28	31
8 Liter/min	0	1	3	6	8	11	13	16	18	21	23
10 Liter/min	0	1	3	5	7	9	11	13	15	17	19
15 Liter/min	0	0	2	3	4	6	7	8	10	11	12

Sauerstoff / 2 Liter Druckgasflasche
(verbleibende Einsatzzeit in Minuten bei 15° C und einem Restdruck von 10 bar)

Anzeige (bar)	10	20	40	60	80	100	120	140	160	180	200
2 Liter/min	0	10	30	50	70	90	110	130	150	170	190
4 Liter/min	0	5	15	25	35	45	55	65	75	85	95
6 Liter/min	0	3	10	16	23	30	36	43	50	56	63
8 Liter/min	0	2	7	12	17	22	27	32	37	42	47
10 Liter/min	0	2	6	10	14	18	22	26	30	34	38
15 Liter/min	0	1	4	6	9	12	14	17	20	22	25

Sauerstoff / 5 Liter Druckgasflasche
(verbleibende Einsatzzeit in Minuten bei 15° C und einem Restdruck von 10 bar)

Anzeige (bar)	10	20	40	60	80	100	120	140	160	180	200
2 Liter/min	0	25	75	125	175	225	275	325	375	425	475
4 Liter/min	0	12	37	62	87	112	137	162	187	212	137
6 Liter/min	0	8	25	41	58	75	91	108	125	141	158
8 Liter/min	0	6	18	31	43	56	68	81	93	106	118
10 Liter/min	0	5	15	25	35	45	55	65	75	85	95
15 Liter/min	0	3	10	16	23	30	36	43	50	56	63

Sauerstoff / 10 Liter Druckgasflasche
(verbleibende Einsatzzeit in Minuten bei 15° C und einem Restdruck von 10 bar)

Anzeige (bar)	10	20	40	60	80	100	120	140	160	180	200
2 Liter/min	0	50	150	250	350	450	550	650	750	850	950
4 Liter/min	0	25	75	125	175	225	275	325	375	425	475
6 Liter/min	0	16	50	83	116	150	183	216	250	283	316
8 Liter/min	0	12	37	62	87	112	137	162	187	212	237
10 Liter/min	0	10	30	50	70	90	110	130	150	170	190
15 Liter/min	0	6	20	33	46	60	73	86	100	113	126

Simeticon	
Entschäumer, Karminativum	
Hn **Appl**	**Espumisan** *Emulsion (1ml=40mg)* **Sab simplex** *Emulsion (1ml=69mg)*
Dos	**Spülmittelintoxikation:** 10ml p.o.; **Ki.:** 5ml p.o.
Ind	Orale Intoxikation mit tensidhaltigen Spül- und Waschmitteln
KI	Bek. Überempfindlichkeit
Wi	Silicon, das die Oberflächenspannung wässriger Sekrete heraufsetzt und somit eine Schaumbildung verhindert; keine Resorption aus dem Gastrointestinaltrakt
NW	Keine
Info	OTC
Inkom	Sab simplex: bisher keine bekannt
Lager	Sab simplex: keine besonderen Lagerungsanforderungen
s.a.	**Antidota:** Acetylcystein (ACC) → S. 7, Atropin → S. 18, Digitalis-Antitoxin → S. 29, Dimercaptopropansulfonat (DMPS) → S. 33, Dimethyl-aminophenol (4-DMAP) → S. 31, Ethanol → S. 41, Flumazenil → S. 45, Hydroxycobalamin → S. 53, Kalziumglukonat → S. 56, Naloxon → S. 71, Natriumthiosulfat → S. 74, Obidoximchlorid → S. 79, Physostigmin → S. 87, Toloniumchlorid → S. 107

Suxamethoniumchlorid (Succinylcholin)

Depolarisierendes Muskelrelaxans

Hn Appl	**Lysthenon** 1%, 2%, 5% Amp. 50mg/5ml (1ml=10mg), 100mg/2ml (1ml=50mg), 100mg/5ml (1ml=20mg) **Lysthenon siccum** Inj.Lsg. 500mg/25ml (1ml=20mg) **Pantolax Deltaselect** Amp. 100mg/5ml (1ml=20mg)					

Dos	**Muskelrelaxierung:** 1–1.5mg/kgKG i.v.:					
	5 kgKG	10 kgKG	15 kgKG	20 kgKG	30 kgKG	40 kgKG
	5-7.5mg	10-15mg	15-22.5mg	20-30mg	30-45mg	40-60mg
	50 kgKG	60 kgKG	70 kgKG	80 kgKG	90 kgKG	100 kgKG
	50-75mg	60-90mg	70-105mg	80-120mg	90-135mg	100-150mg
	Ki.: auch 2–3mg/kgKG i.m. möglich:					
	5 kgKG	10 kgKG	15 kgKG	20 kgKG	30 kgKG	40 kgKG
	10-15mg	20-30mg	30-45mg	40-60mg	60-90mg	80-120mg

Ind	Muskelrelaxierung im Rahmen einer Narkose
KI	Unmöglichkeit der künstlichen Beatmung, maligne Hyperthermie in der Anamnese
Wi	Dauerdepolarisation der motorischen Endplatte, Verhinderung der sofortigen Repolarisation
NW	Allergische Hautreaktionen, Faszikulationen, Muskelschmerzen, Herzrhythmusstörungen, maligne Hyperthermie
Info	Rp HWZ 2-10min, Q_0 1.0, PPB 30%
Inkom	Lysthenon + Lysthenon siccum: nicht mit anderen Arzneimitteln mischen
Lager	Lysthenon: vor Licht geschützt (z.B. in der Umverpackung), bei Temperaturen zwischen +2°C und +8°C lagern; Lysthenon siccum: vor Licht geschützt (z.B. in der Umverpackung) lagern
s.a.	**Muskelrelaxanzien**, nichtdepolarisierend: Atracurium → S. 17, Rocuronium → S. 95, Vecuronium → S. 110

Tenecteplase	
Fibrinolytikum	
Hn Appl	Metalyse *Amp. 40mg/8ml (1ml=5mg); 50mg/10ml (1ml=5mg)*
Dos	**Akuter Myokardinfarkt:** Dosierung nach Körpergewicht: **< 60kgKG:** 30mg; **60–69kgKG:** 35mg; **70–79kgKG:** 40mg; **80–89kgKG:** 45mg; **>90kgKG:** 50mg als Bolus i.v.; Kombination mit ASS + Heparin
Ind	Thrombolyse bei akutem ST-Hebungs-Myokardinfarkt innerhalb von 6h nach Symptombeginn
KI	Schwerwiegende Blutung (akut od. innerhalb der vergangenen 6 Mon.); Patient unter oraler Antikoagulanzientherapie (INR 1,3); jede Erkrankung des ZNS (z.B. Neoplasma, Aneurysma, intrakranielle oder intraspinale OP) in der Anamnese; bekannte hämorrhagische Diathese; schwere, nicht kontrollierbare Hypertonie; große OP, Biopsie eines parenchymatösen Organs oder schweres Trauma in den letzten 2 Mon. (einschließ. jeglicher mit dem akuten Herzinfarkt zusammenhängender Traumen); kürzlich erlittene Kopf-/Schädelverletzung; länger andauernde Wiederbelebungsmaßnahmen (2 min) in den letzten 2 Wochen; akute Perikarditis und/oder subakute bakterielle Endokarditis; akute Pankreatitis; schwere Leberfunktionsstörung einschließlich Leberversagen, Zirrhose, Pfortaderhochdruck, Ösophagusvarizen und aktiver Hepatitis; aktive peptische Ulzera; arterielles Aneurysma und bekannte arteriovenöse Missbildungen; Neoplasma mit erhöhtem Blutungsrisiko; Schlaganfall, transiente ischämische Attacke oder Demenz in der Anamnese; bek. Überempfindlichkeit
Wi	Rekombinanter fibrinspezifischer Plasminogen-Aktivator bindet an das Fibrin eines Thrombus und überführt selektiv an den Thrombus gebundenes Plasminogen in Plasmin, welches das Fibringerüst des Thrombus abbaut
NW	Blutungskomplikationen jedweder Art, Thromboembolien, Fieber, anaphylaktoide Reaktion, Hypotonie, Reperfusionsarrhythmien, Reinfarkt
Info	Rp HWZ 17–20min, PRC C, Lact ?
Inkom	Inkompatibel mit Glukoselösungen
Lager	Vor Licht geschützt (z.B. in der Umverpackung), nicht über +30°C lagern
s.a.	**Thrombozytenaggregationshemmer:** Acetylsalicylsäure → S. 9, Clopidrogel → S. 26 **Fibrinolytika:** Alteplase → S. 14

Terbutalin	
Beta-2-Sympathomimetikum, Bronchospasmolytikum	
Hn Appl	**Bricanyl** *Amp. 0.5mg/1ml*
Dos	**Status asthmaticus:** 0.25–0.5mg s.c., ggf. Wiederholung nach 15–20min, max. 4 x/d
Ind	Akutbehandlung von Atemnotzuständen bei obstruktiven Atemwegserkrankungen
KI	Bek. Überempfindlichkeit, Hyperthyreose/Thyreotoxikose, Tachykardie, Tachyarrhythmie, idiopathische hypertrophe subvalvuläre Aortenstenose, Phäochromozytom
Wi	Stimulation vorwiegend der Beta-2-Rezeptoren ⇒ Erschlaffung der glatten Muskulatur in den Bronchien, Hemmung der Freisetzung von Mediatoren aus den Mastzellen
NW	Tachykarde Herzrhythmusstörungen, Palpitationen, Angina pectoris, tonische Muskelkrämpfe, Tremor, Kopfschmerzen, Urtikaria, Exantheme, Unruhe, Schlafstörungen, Überempfindlichkeitsreaktionen
Info	Rp HWZ 16h, Q_0 0.45, PPB 25% PRC B, Lact +
Inkom	Nicht mit alkalischen Lösungen mischen
Lager	Vor Licht geschützt (z.B. in der Umverpackung), nicht über +25°C lagern
s.a.	**Bronchodilatatoren:** Fenoterol → S. 43, Ipratropiumbromid → S. 55, Reproterol → S. 93, Theophyllin → S. 102

Theophyllin

Methylxanthin, Bronchodilatator

Hn Appl	**Afpred forte Theo** *Amp. 200mg/10ml (1ml=20mg)* **Bronchoparat** *Amp. 200mg/10ml (1ml=20mg)* **Euphylong** *i.v. Amp. 200mg/10ml (1ml=20mg)* **Solosin** *Amp. 624mg/15ml (1ml=41.6mg)*

Dos	**Atemnot bei Asthma u. COPD:** bei Vorbehandlung oder nicht sicher auszu-schließender Vorbehandlg. mit Theophyllin: 2–2.5mg/kgKG über 20min i.v.:

50 kgKG	60 kgKG	70 kgKG	80 kgKG	90 kgKG	100 kgKG
100-125mg	120-150mg	140-175mg	160-200mg	180-225mg	200-250mg

ohne Theophyllin-Vorbehandlung: 4–5mg/kgKG über 20 min i.v.:

50 kgKG	60 kgKG	70 kgKG	80 kgKG	90 kgKG	100 kgKG
200-250mg	240-300mg	280-350mg	320-400mg	360-450mg	400-500mg

Erhaltungsdosis: 9.5mg/kgKG/d i.v.:

50 kgKG	60 kgKG	70 kgKG	80 kgKG	90 kgKG	100 kgKG
475mg/d	570mg/d	665mg/d	760mg/d	855mg/d	950mg/d

Raucher: 15mg/kgKG/d i.v.:

50 kgKG	60 kgKG	70 kgKG	80 kgKG	90 kgKG	100 kgKG
750mg/d	900mg/d	1050mg/d	1200mg/d	1350mg/d	1500mg/d

Ki. 6 M.–9J.: 19mg/kgKG/d i.v.:

5 kgKG	10 kgKG	15 kgKG	20 kgKG	30 kgKG	40 kgKG
95mg/d	190mg/d	285mg/d	380mg/d	570mg/d	760mg/d

Ki. 9–16J.: 15mg/kgKG/d i.v.:

30 kgKG	35kgKG	40 kgKG	45kgKG	50 kgKG	55kgKG
450mg/d	525mg/d	600mg/d	675mg/d	750mg/d	825mg/d

Dosisanpassung an Theophyllinserumspiegel; **DANI** nicht erforderlich

Ind	Akutbehandlung von Atemnotzuständen aufgrund von Bronchokonstriktion bei Asthma bronchiale und chronisch obstruktiven Atemwegserkrankungen
KI	Bek. Überempfindlichkeit, frischer Myokardinfarkt, akute tachyk. Arrhythmien
Wi	U.a. Hemmung der Phosphodiesterase mit intrazellulärem cAMP-Anstieg ⇒ Relaxation der glatten Bronchialmuskulatur und der Pulmonalgefäße, Besserung der mukoziliären Clearance, Hemmung der Freisetzung von Mediatoren aus Mastzellen und anderen Entzündungszellen, Abschwächung der provozierten Bronchokonstriktion, Abschwächung der asthmatischen Sofort- und Spätreaktion, Verstärkung der Zwerchfellkontraktion

Theophyllin (Fortsetzung)

NW	Kopfschmerzen, Erregungszustände, Gliederzittern, Unruhe, Schlaflosigkeit, Tachykardie, ventrikuläre Arrhythmien, Palpitationen, Blutdruckabfall, Magen-Darm-Beschwerden, Übelkeit, Erbrechen, Durchfall, Krampfanfälle, verstärkte Diurese, Hypokaliämie, Anstieg von Serum-Kalzium und -Kreatinin, Hyperglykämie, Hyperurikämie, Überempfindlichkeitsreaktionen, Verstärkung einer gastroösophagealen Refluxerkrankung
Info	Rp HWZ (5–10)h, Qo 0.8, therapeutischer Serumspiegel: 8–20mg/l
Inkom	Bronchoparat, Euphylong: möglichst nur mit NaCl 0.9% ohne Zusatz weiterer Substanzen mischen
Lager	Bronchoparat: vor Licht geschützt (z.B. in der Umverpackung) lagern; Euphylong: keine besonderen Lagerungsanforderungen
s.a.	**Bronchodilatatoren:** Fenoterol → S. 43, Terbutalin → S. 101, Ipratropiumbromid → S. 55, Reproterol → S. 93

Thiopental

Injektionsnarkotikum, Hypnotikum, Barbiturat

Hn Appl	**Thiopental Rotexmedica** *Amp. 500mg/20ml (1ml=25mg), 1g/20ml (1ml=50mg)* **Thiopental Nycomed** *Amp. 500mg/20ml (1ml=25mg), 1g/20ml (1ml=50mg)* **Trapanal** *Amp. 500mg/20ml (1ml=25mg), 2.5g/100ml (1ml=25mg); (Trockensubstanz + Wasser für Injektionszwecke als Lösungsmittel)*

Dos

Narkoseeinleitung: 5mg/kgKG i.v.:

5 kgKG	10 kgKG	15 kgKG	20 kgKG	30 kgKG	40 kgKG
25mg	50mg	75mg	100mg	150mg	200mg
50 kgKG	60 kgKG	70 kgKG	80 kgKG	90 kgKG	100 kgKG
250mg	300mg	350mg	400mg	450mg	500mg

Status epilepticus: 4–7mg/kgKG als Bolus i.v.:

5 kgKG	10 kgKG	15 kgKG	20 kgKG	30 kgKG	40 kgKG
20–35mg	40–70mg	60–105mg	80–140mg	120–210mg	160–280mg
50 kgKG	60 kgKG	70 kgKG	80 kgKG	90 kgKG	100 kgKG
200–350mg	240–420mg	280–490mg	320–560mg	360–630mg	400–700mg

dann 500mg/h EEG-gesteuert bis zum Burst-Suppression-Muster für 24h

Thiopental (Fortsetzung)

Perf	**1 Amp. Trapanal (= 2.5g/Trockensubstanz) in 50ml Wasser für Inj.-zwecke lösen** (= 50ml=2.5g=2500mg; 1ml=50mg) ⇒ 1ml/h=50mg/h; 0.2ml/h=10mg/h
Ind	Narkoseeinleitung, Kurznarkose; Status epilepticus (Mittel der letzten Wahl)
KI	Bekannte Überempfindlichkeit gegen Barbiturate, akute Vergiftungen mit Alkohol, Schlafmitteln, Schmerzmitteln und Psychopharmaka, akute hepatische Porphyrie, maligne Hypertonie, Schock, Status asthmaticus, Stillzeit
Wi	Hyperpolarisation durch verstärkten Einstrom von Chloridionen in Nervenzellen; Unterdrückung zentralnervöser Prozesse; rasch einsetzende Narkose ohne Exzitation, dosisabhängige Atemdepression, Senkung des intrakraniellen Drucks, antikonvulsiv, keine analgetische Wi
NW	Hypoventilation mit kurzdauernder Apnoe, euphorische Stimmungslagen, Traumerlebnisse z. T. unangenehmer Art, Übelkeit, Erbrechen, Singultus, Husten, Niesen, allergische und pseudoallergische Reaktionen, Broncho- und Laryngospasmus, Hautrötung
Info	Rp HWZ 3–18h, Q₀ 1.0, PPB 50–80%
Inkom	Trapanal: Lösung der Trockensubstanz in Wasser für Injektionszwecke, ansonsten ausschließlich mit NaCl 0.9% mischen; inkompatibel mit Volumensubstitutions- und sauren Lösungen von Narkosehilfsmitteln
Lager	Trapanal: vor Licht geschützt (z.B. in der Umverpackung), nicht über +25°C lagern
s.a.	**Injektionsnarkotika:** Esketamin → S. 38, Etomidat → S. 42, Ketamin → S. 57, Propofol → S. 91 **Antiepileptika, Antikonvulsiva, Sedativa, Benzodiazepine:** Diazepam→ S. 28, Midazolam → S. 68, Phenytoin → S. 85

Tirofiban	
Thrombozytenaggregationshemmer	
Hn Appl	**Aggrastat** *Inf.Lsg. 12.5mg/250ml (1ml=50µg);* *Inf.-Konzentrat 12.5mg/50ml (1ml=250µg), Infusionskonzentrat vor* *Anwendung mit NaCl 0.9% oder Glukose 5% auf 250ml Gesamtmenge* *verdünnen (1ml=50µg)*
Dos	**Akutes Koronarsyndrom, NSTEMI:** initial 0.4µg/kgKG/min über 30min i.v.:

30-37 kgKG	38-45 kgKG	46-54 kgKG	55-62 kgKG	63-70 kgKG	71-79 kgKG
16ml/h	20ml/h	24ml/h	28ml/h	32ml/h	36ml/h
80-87 kgKG	88-95 kgKG	96-104 kgKG	105-112 kgKG	113-120 kgKG	121-128 kgKG
40ml/h	44ml/h	48ml/h	52ml/h	56ml/h	60ml/h

dann 0.1µg/kgKG/min:

30-37 kgKG	38-45 kgKG	46-54 kgKG	55-62 kgKG	63-70 kgKG	71-79 kgKG
4ml/h	5ml/h	6ml/h	7ml/h	8ml/h	9ml/h
80-87 kgKG	88-95 kgKG	96-104 kgKG	105-112 kgKG	113-120 kgKG	121-128 kgKG
10ml/h	11ml/h	12ml/h	13ml/h	14ml/h	15ml/h

Th-Dauer mind. 48h, max. 108h bzw. mindestens 12h und max. 24h nach PTCA, Komb. mit unfraktioniertem Heparin: i.d.R. 5000IE-Bolus bei Therapiebeginn, dann ca. 1000IE/h (titriert anhand der aPTT, hierbei ca. das 2fache des Normwerts anstreben) und ASS;
DANI GFR < 30: 50%; **DALI** KI b. schwerer Leberinsuffizienz

Ind	Prävention eines drohenden Myokardinfarkts bei instabiler Angina pectoris oder einem Nicht-Q-Wellen-Myokardinfarkt, wenn die letzte Episode von Brustschmerzen während der letzten 12h auftrat und EKG-Veränderungen und/oder erhöhte Myokardenzyme vorliegen

Tirofiban (Fortsetzung)

KI	Bek. Überempfindlichkeit; anamnestisch bek. Thrombopenie auf GP IIb/IIIa-Anwendung; anamnestisch bek. Schlaganfall innerhalb d. letzten 30d oder anamnestisch bek. hämorrhagischer Schlaganfall, anamnestisch bekannte intrakranielle Erkrankung (z.B. Neoplasma, AV-Malformation, Aneurysma); aktive oder kürzlich (innerhalb d. letzten 30d vor der Behandlung) zurückliegende klinisch relevante Blutung (z.B. gastrointestinale Blutung); maligne Hypertonie; relevantes Trauma oder größerer operativer Eingriff innerhalb der letzten 6 Wochen; Thrombopenie (< 100.000/mm³), Störungen der Plättchenfunktion; Gerinnungsstörungen (z.B. Prothrombinzeit >1.3fache der Norm oder INR >1.5); schwere Leberinsuffizienz
Wi	GPIIb/IIIa-Rezeptor-Antagonist ⇒ hindert Fibrinogen an der Bindung an den GPIIb/IIIa-Rezeptor und blockiert so die Thrombozytenaggregation
NW	Blutungen, Hb-Abfall, Thrombopenie, Kopfschmerzen, Übelkeit, Fieber, schwere allergische Reaktionen
Info	Rp HWZ 1.5h, Q0 0.6, PPB 65%, PRC B, Lact ?
Inkom	Inkompatibel mit Diazepam, daher nicht durch den gleichen Infusionsschlauch verabreichen, mit den folgenden i.v.-Zubereitungen wurden keine Inkompatibilitäten festgestellt: Atropinsulfat, Dobutamin, Dopamin, Epinephrin-HCl (Adrenalin), Furosemid, Heparin, Lidocain, Midazolam-HCl, Morphinsulfat, Glyceroltrinitrat (Nitroglyzerin), Kaliumchlorid, Propranolol-HCl und Famotidin-Injektionslösung
Lager	Vor Licht geschützt lagern (in Umverpackung), nicht einfrieren
s.a.	**Fibrinolytika:** Alteplase → S. 14, Tenecteplase → S. 100 **Thrombozytenaggregationshemmer:** Acetylsalicylsäure → S. 9, Clopidogrel → S. 26

Toloniumchlorid	
Antidot	
Hn Appl	**Toluidinblau** *Amp. 300mg/10ml (1ml=30mg)*
Dos	**Intoxikationen mit Methämoglobinbildnern:** 2-4mg/kgKG langsam i.v.:
Ind	Intoxikationen mit Methämoglobinbildnern (z.B. Anilin, Nitrobenzol, Nitrit, aromatische Amine, oxidierende organische Lösungsmittel, Dapsone, manche Lokalanästhetika) DMAP-Überdosierung
KI	Keine bei korrekter Indikation
Wi	Reduktion von Methämoglobin zu Hämoglobin
NW	Blaufärbung von Haut und Urin
Info	Rp
Inkom	Keine bekannt
Lager	Vor Licht geschützt (z.B. in der Umverpackung) und nicht über +25°C lagern
s.a.	**Antidota:** Atropin → S. 18, Acetylcystein (ACC) → S. 7, Digitalis-Antitoxin → S. 29, Dimercaptopropansulfonat (DMPS) → S. 33, Dimethylaminophenol (4-DMAP) → S. 31, Ethanol → S. 41, Flumazenil → S. 45, Hydroxycobalamin → S. 53, Kalziumglukonat → S. 56, Naloxon → S. 71, Natriumthiosulfat → S. 74, Obidoximchlorid → S. 79, Physostigmin → S. 87

Tramadol

Opioidanalgetikum

Hn Appl	**Tramadol CT** Amp. 50mg/1ml, 100mg/2ml (1ml=50mg; 0.2ml=10mg) **Tramadolor** Amp. 50mg/1ml, 100mg/2ml (1ml=50mg; 0.2ml=10mg) **Tramadol ratioph.** Amp. 50mg/1ml, 100mg/2ml (1ml=50mg; 0.2ml=10mg) **Tramal** Amp. 50mg/1ml, 100mg/2ml (1ml=50mg; 0.2ml=10mg)

Dos	**Schmerzen:** 50–100mg langsam i.v., ggf. nach 4–8h wiederholen, max. 400mg/d; **Ki. 1–11 J.:** 1-2mg/kgKG i.v.:

5 kgKG	10 kgKG	15 kgKG	20 kgKG	30 kgKG	40 kgKG
5-10mg	10-20mg	15-30mg	20-40mg	30-60mg	40-80mg

DANI, DALI: bei kurzfristiger Anwendung nicht erforderlich

Ind	Mäßig starke bis starke Schmerzen
KI	Bek. Überempfindlichkeit, akute Alkohol-, Schlafmittel-, Analgetika-, Opioid- und Psychopharmakavergiftungen; bei Patienten, die MAO-Hemmer erhalten oder innerhalb der letzten 14 Tage angewendet haben; Epilepsie, Anwendung z. Drogensubstitution
Wi	Nichtselektiver, reiner Agonist an Opioidrezeptoren mit größerer Affinität an μ-Rezeptoren; Hemmung der neuronalen Wiederaufnahme von Noradrenalin, Verstärkung der Serotonin-Freisetzung ⇒ analgetisch, antitussiv, nicht atemdepressiv
NW	Übelkeit, Erbrechen, Schwindel, Benommenheit, Palpitationen, Tachykardie, Hypotonie, Kollaps, Juckreiz, Hautausschlag, Urtikaria, Kopfschmerzen, Mundtrockenheit, Schwitzen, Müdigkeit, Krampfanfälle
Info	HWZ 6 (5–10)h, Q_0 0.6, PPB 20%, PRC C, Lact -
Inkom	Tramadol-CT: inkompatibel mit Diclofenac, Indometacin, Phenylbutazon, Diazepam, Flunitrazepam, Midazolam, Glyceroltrinitrat; Tramal: inkompatibel mit Diazepam, Diclofenac, Flunitrazepam, Glyceroltrinitrat, Indometacin, Midazolam, Phenylbutazon; Tramadol ratiopharm: inkompatibel mit Diclofenac, Indometacin, Phenylbutazon, Diazepam, Flunitrazepam, Midazolam, Glyceroltrinitrat
Lager	Tramadol-CT, Tramal + Tramadol ratioph.: keine besonderen Lagerungsanforderungen
s.a.	**Opioid–Analgetika:** Fentanyl → S. 44, Morphin → S. 70, Pethidin → S. 84, Piritramid → S. 88 **Nonsteroidale Antirheumatika (NSAR):** Acetylsalicylsäure → S. 9, Metamizol → S. 64, Paracetamol → S. 82

Urapidil

Alpha-1-Rezeptorantagonist, Antihypertensivum

Hn **Appl**	**Ebrantil** *Amp. 25mg/5ml, 50mg/10ml (1ml=5mg; 0.2ml=1mg)* **Urapidil Pharmore** *Amp. 25mg/5ml, 50mg/10ml, 100mg/20ml (1ml=5mg; 0.2ml=1mg)*
Dos	**Hypertensiver Notfall:** 10–50mg langsam i.v., ggf. nach 5min wiederholen; Dauerinfusion über Perfusor: initial 2mg/min, mittlere Erh.-Dosis 9mg/h (4.5–60ml/h)
Perf	**2 Amp. Ebrantil (=2x50mg/10ml) + 30ml NaCl 0.9%** (=50ml=100mg; 1ml=2mg) ⇒1ml/h=2mg/h; 0.5ml/h=1mg/h
Ind	Hypertensiver Notfall, schwere bzw. schwerste Formen der Hochdruckkrankheit, therapieresistenter Hochdruck
KI	Bek. Überempfindlichkeit, Aortenisthmusstenose, AV-Shunt (Dialyse-Shunt ausgenommen), Stillzeit
Wi	Blockade peripherer Alpha-1-Rezeptoren ⇒ Vasodilatation ⇒ Blutdrucksenkung; zusätzlich zentrale Modulation des Sympathikotonus
NW	Übelkeit, Erbrechen, Schwindel, Kopfschmerzen, Palpitationen, Tachykardie, Bradykardie, Angina pectoris, Dyspnoe, Müdigkeit, Schweißausbruch, Priapismus, verstopfte Nase, allergische Reaktionen
Info	Rp HWZ 2.7h, Q_0 1.0, PPB 80%
Inkom	Ebrantil, Urapidil-Pharmore: nicht mit alkalischen Injektions- und Infusionslösungen mischen; kompatibel mit NaCl 0.9%, Glukose 5 u. 10% (maximal 4mg Urapidil pro ml Infusionslösung)
Lager	Ebrantil: nicht über +30°C lagern
s.a.	**Antihypertensiva:** Clonidin → S. 25, Furosemid → S. 46, Metoprolol → S. 67, Nifedipin → S. 75, Nitroglycerin → S. 77, Urapidil → S. 109

Vecuronium					
Muskelrelaxans, nichtdepolarisierend					

Hn Appl	**Norcuron** *Inj.Lsg. 10mg; (Trockensubstanz mit 5ml Wasser f. Inj.-zwecke lösen ⇒ 1ml=2mg)* **Vecuronium Inresa** *Inj.Lsg. 10mg*				
Dos	**Muskelrelaxierung im Rahmen einer Narkose:** initial 0.08–0.1mg/kgKG i.v.:				
	5 kgKG	10 kgKG	15 kgKG	20 kgKG	30 kgKG	40 kgKG
	0.4-0.5mg	0.8-1mg	1.2-1.5mg	1.6-2mg	2.4-3mg	3.2-4mg
	50 kgKG	60 kgKG	70 kgKG	80 kgKG	90 kgKG	100 kgKG
	4-5mg	4.8-6mg	5.6-7mg	6.4-8mg	7.2.-9mg	8-10mg
	dann 0.02–0.03mg/kgKG:				
	5 kgKG	10 kgKG	15 kgKG	20 kgKG	30 kgKG	40 kgKG
	0.1-0.15mg	0.2-0.3mg	0.3-0.45mg	0.4-0.6mg	0.6-0.9mg	0.8-1.2mg
	50 kgKG	60 kgKG	70 kgKG	80 kgKG	90 kgKG	100 kgKG
	1-1.5mg	1.2-1.8mg	1.4-2.1mg	1.6-2.4mg	1.8-2.7mg	2-3mg
	oder 0.8–1.4µg/kgKG/min über Perfusor:				
	5 kgKG	10 kgKG	15 kgKG	20 kgKG	30 kgKG	40 kgKG
	4-7µg/min =0.24-0.42 mg/h (=ml/h)	8-14µg/min =0.48-0.84 mg/h (=ml/h)	12-21µg/min =0.72-1.26 mg/h (=ml/h)	16-28µg/min =0.96-1.68 mg/h (=ml/h)	24-42µg/min =1.44-2.52 mg/h (=ml/h)	32-56µg/min =1.92-3.36 mg/h (=ml/h)
	50 kgKG	60 kgKG	70 kgKG	80 kgKG	90 kgKG	100 kgKG
	40-70µg/min =2.4-4.2 mg/h (=ml/h)	48-84µg/min =2.88-5.04 mg/h (=ml/h)	56-98µg/min =3.36-5.88 mg/h (=ml/h)	64-112µg/min =3.84-6.72 mg/h (=ml/h)	72-126µg/min =4.32-7.56 mg/h (=ml/h)	80-140µg/min =4.8-8.4 mg/h (=ml/h)
Perf	**5 Amp. Norcuron (=5x10mg/Trockensubst.) in 25ml Wasser für Inj.-zwecke lösen und mit weiteren 25ml NaCl 0.9% verdünnen** (=50ml=50mg); 1ml=1mg/h=1000µg/h; ⇒ 1ml/h=1mg/h=1000µg/h=16.67µg/min				
Ind	Muskelrelaxierung i.R. einer Narkose				
KI	Überempfindlichkeit gegen Vecuronium oder Bromid; Unmöglichkeit der Intubation und Beatmung				
Wi	Kompetitive Verdrängung von Acetylcholin an der motorischen Endplatte ⇒ nichtdepolarisierende Muskelrelaxation				
NW	Anaphylaktische Reaktionen				
Info	Rp HWZ 65–80min, Wi 25min, Q₀ 0.8, PPB 30%, PRCC, Lact ?				

Inkom	Norcuron: inkompatibel mit Thiopental oder thiopentalhaltigen Lösungen; Norcuron kann dem Schlauch einer laufenden Infusion mit folgenden Medikamenten zugeführt werden: Fentanyl, Droperidol, Nicomorphin-hydrochlorid und Pancuroniumbromid; nach Auflösung der Trockensubstanz in Wasser f. Inj.-zwecke kann die Lösung bis zu einer Verdünnung von 40mg/l mit NaCl 0.9%, Glukose 5%, Ringer-Lösung oder Ringer-Glukose-Lösung gemischt werden
Lager	Norcuron: vor Licht schützen und nicht über +25°C lagern
s.a.	**Muskelrelaxanzien**, depolarisierend: Suxamethoniumchlorid → S. 99 **Muskelrelaxanzien**, nichtdepolarisierend: Atracurium → S. 17, Rocuronium → S. 95

Verapamil

Kalziumantagonist, Antiarrhythmikum

Hn Appl	**Falicard** *Amp. 5mg/2ml (1ml=2.5mg; 1mg=0.4ml);* **Isoptin** *Amp. 5mg/2ml, 50mg/20ml (1ml=2.5mg; 1mg=0.4ml);* **Verahexal** *Amp. 5mg/2ml (1ml=2.5mg; 1mg=0.4ml);* **Verapamil ratioph.** *Amp. 5mg/2ml (1ml=2.5mg; 1mg=0.4ml)*
Dos	**SV-Tachykardien, tachkardes Vorhofflimmern: Jugendl. + Erw. > 50kg:** 5mg langsam i.v., ggf. nach 5-10min wiederholen, ggf. Dauerinfusion mit 5-10mg/h; **Ki. 0-1J.:** nur unter zwingender Indikation, wenn keine Alternative verfügbar; **Neugeb.:** 0.75-1mg i.v.; **Säugl.:** 0.75-2mg i.v.; **1-5J.:** 2-3mg i.v.; **6-14J.:** 2.5-5mg i.v.; **Ki. Dauerinfusion:** 0.05-0.1mg/kgKG/h i.v. (ggf. steigern, durchschnittl. 1.5mg/kgKG/d):

5 kgKG	10 kgKG	15 kgKG	20 kgKG	30 kgKG	40 kgKG
0.25-0.5mg/h durchschnittl. 7.5mg/d	0.5-1mg/h durchschnittl. 15mg/d	0.75-1.5mg/h durchschnittl. 22.5mg/d	1-2mg/h durchschnittl. 30mg/d	1.5-3mg/h durchschnittl. 45mg/d	2-4mg/h durchschnittl. 60mg/d

	DANI nicht erforderlich
Perf	**1 Amp. Isoptin (=50mg/20ml) + 30ml NaCl 0.9%** (=50ml=50mg; 1ml=1mg) ⇒ 1ml/h=1mg/h
Ind	Paroxysmale supraventrikuläre Tachykardie, Vorhofflimmern/flattern mit schneller AV-Überleitung (außer beim WPW-Syndrom)

Verapamil (Fortsetzung)

KI	Bek. Überempfindlichkeit, Herz-Kreislauf-Schock, akuter Myokardinfarkt mit Komplikationen (Bradykardie, Hypotonie, Linksherzinsuffizienz), ausgeprägten Reizleitungsstörungen (z.B. SA- bzw. AV-Block II° und III°), Sick-Sinus, manifeste Herzinsuffizienz, Vorhofflimmern/-flattern und gleichzeitiges Vorliegen eines WPW-Syndroms, Patienten mit gleichzeitiger Betablockertherapie (Ausnahme Intensivmedizin), Schwangerschaft, Stillzeit
Wi	Blockierung von Ca^{2+}-Kanälen, verlängerte Überleitungszeit am AV-Knoten
NW	Übelkeit, Völlegefühl, Obstipation, Herzinsuffizienz, übermäßiger RR-Abfall, orthostatische Störungen, Kopfschmerzen, Schwindel, Müdigkeit, Parästhesien, Tremor, Flush, Neuropathien, allergische Reaktionen, periphere Ödeme, Sinusbradykardie, Sinusarrest, Asystolie, AV-Block II°-III°
Info	Rp HWZ 3-7h, Q_0 >0.8, PPB 90%, PRC C, Lact +
Inkom	Falicard, Isoptin + Verapamil ratioph.: inkompatibel mit alkal. Lösungen, kompatibel mit NaCl 0.9%, Glukose 5% u. a. geeigneten Lösungen (pH < 6.5)
Lager	Falicard: vor Licht geschützt (z.B. in der Umverpackung) lagern; Isoptin + Verapamil ratioph.: keine besonderen Lagerungsanforderungen
s.a.	**Antiarrhythmika:** Adenosin → S. 10, Adrenalin → S. 11, Ajmalin → S. 13, Amiodaron → S. 16, Digoxin → S. 30, Esmolol → S. 39, Metoprolol → S. 67, Verapamil → S. 111

Vollelektrolytlösung

Hn Appl	Deltajonin Inf.Lsg. *500ml, 100ml* Jonosteril Inf.Lsg. *500ml, 1000ml* Sterofundin Inf.Lsg. *250ml, 500ml, 1000ml* Tutofusin Inf.Lsg. *250ml, 500ml, 1000ml*

Dos	Parenteraler Flüssigkeitsersatz: nach Bedarf 500–1000ml i.v.; Ki.: 5–10ml/kgKG/h i.v.:

5 kgKG	10 kgKG	15 kgKG	20 kgKG	30 kgKG	40 kgKG
25-50ml/h	50-100ml/h	75-150ml/h	100-200ml/h	150-300ml/h	200-400ml/h

Ind	Kurzfristiger intravasaler Volumenersatz, isotone Dehydratation, hypotone Dehydratation, Flüssigkeits- und Elektrolytersatz bei ausgeglichenem Säure-Basen-Haushalt sowie bei leichter Azidose
KI	Hyperhydratationszustände, dekompensierte Herzinsuffizienz, Lungenödem, schwere Niereninsuffizienz, Hypernatriämie, Hyperkaliämie, Hyperchlorämie,
Wi	Plasmaisotone Zufuhr von Flüssigkeit und Elektrolyten
NW	Keine bei korrekter Anwendung
Info	OTC
Inkom	bei Zugabe von Arzneimitteln auf Kompatibilität achten; Jonosteril: mögliche Inkompatibilitäten mit phosphathaltigen und karbonathaltigen Lösungen; Sterofundin: mögliche Inkompatibilitäten mit Oxalat-, phosphat- und karbonat-und hydrogenkarbonathaltigen Arzneimitteln; Tutofusin: mögliche Inkompatibilitäten bei Zumischung von anorganischem Phosphat, Hydrogenkarbonat/Carbonat oder Oxalat
Lager	Jonosteril, Sterofundin: nicht über +25°C lagern; Tutofusin: keine besonderen Lagerungsanforderungen
s.a.	Natriumchlorid 0,9 % → S. 73, Ringer-Laktat → S. 94, HAES 6% → S. 49

Vollelektrolytlösungen (Na⁺ 121–160 mmol/l)

	Na$^+$ mmol/l	Ca^{2+} mmol/l	Cl$^-$ mmol/l	K$^+$ mmol/l	Mg^{2+} mmol/l	Acet. mmol/l	Lact. mmol/l	Gluc. g/l
Ringer-Lösung	147	2,3	155	4,0	-	-	-	
Ringer-Lactat	130	2,0	112	5,0	-	-	27	
Deltajonin	140	2,5	106	4,0	-	45		
Jonosteril	137	1,65	110	4,0	1,25	36,8	-	
Sterofundin	140	2,5	106	4,0	1,0	-	45	
Tutofusin	140	2,5	153	5,0	1,5	-	-	

Reanimationsalgorithmus Neugeborene

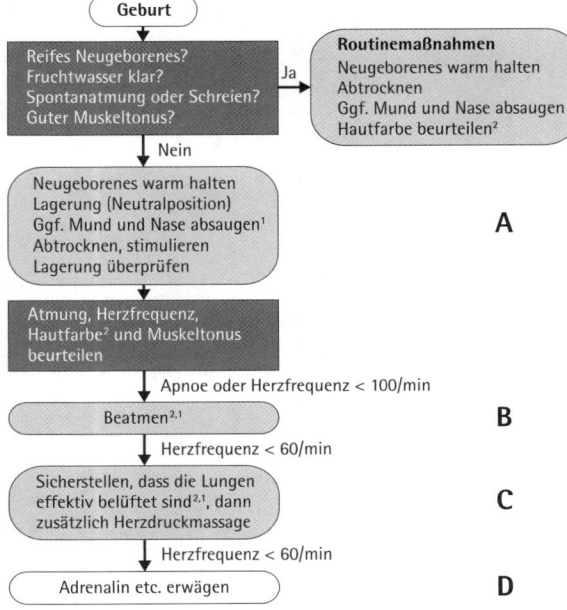

Abb. 1 Reanimationsalgorithmus Neugeborene (ERC)

Der Inhalt der Abbildung lautet:

Geburt

Reifes Neugeborenes?
Fruchtwasser klar?
Spontanatmung oder Schreien?
Guter Muskeltonus?

→ Ja → **Routinemaßnahmen**
Neugeborenes warm halten
Abtrocknen
Ggf. Mund und Nase absaugen
Hautfarbe beurteilen[2]

Nein ↓

Neugeborenes warm halten
Lagerung (Neutralposition)
Ggf. Mund und Nase absaugen[1]
Abtrocknen, stimulieren
Lagerung überprüfen — **A**

Atmung, Herzfrequenz,
Hautfarbe[2] und Muskeltonus
beurteilen

Apnoe oder Herzfrequenz < 100/min

Beatmen[2,1] — **B**

Herzfrequenz < 60/min

Sicherstellen, dass die Lungen
effektiv belüftet sind[2,1], dann
zusätzlich Herzdruckmassage — **C**

Herzfrequenz < 60/min

Adrenalin etc. erwägen — **D**

[1] Eine endotracheale Intubation kann auf verschiedenen Stufen des Algorithmus erwogen werden.

[2] Erwägen Sie bei anhaltender Zyanose stets die Gabe von Sauerstoff.

Reanimationsalgorithmus Kinder (BLS)

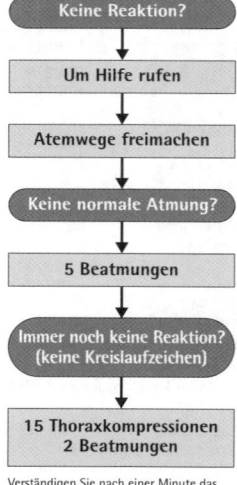

Verständigen Sie nach einer Minute das
Reanimationsteam. Führen Sie die CPR fort.

Abb. 2a Lebensrettende Basismaßnahmen bei Kindern für professionelle Helfer (ERC)

Reanimationsalgorithmus Kinder (ALS)

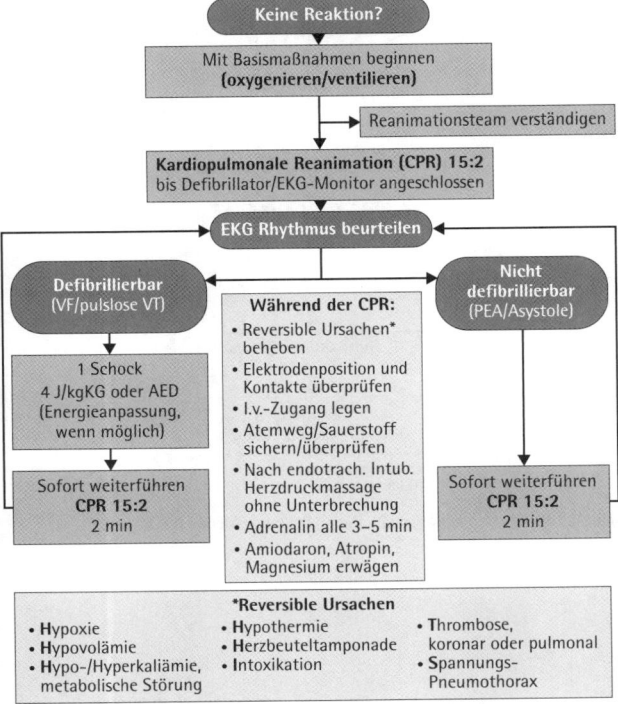

Keine Reaktion?

Mit Basismaßnahmen beginnen
(oxygenieren/ventilieren)

Reanimationsteam verständigen

Kardiopulmonale Reanimation (CPR) 15:2
bis Defibrillator/EKG-Monitor angeschlossen

EKG Rhythmus beurteilen

Defibrillierbar
(VF/pulslose VT)

1 Schock
4 J/kgKG oder AED
(Energieanpassung,
wenn möglich)

Sofort weiterführen
CPR 15:2
2 min

Nicht defibrillierbar
(PEA/Asystole)

Sofort weiterführen
CPR 15:2
2 min

Während der CPR:
- Reversible Ursachen* beheben
- Elektrodenposition und Kontakte überprüfen
- I.v.-Zugang legen
- Atemweg/Sauerstoff sichern/überprüfen
- Nach endotrach. Intub. Herzdruckmassage ohne Unterbrechung
- Adrenalin alle 3–5 min
- Amiodaron, Atropin, Magnesium erwägen

*Reversible Ursachen
- Hypoxie
- Hypovolämie
- Hypo-/Hyperkaliämie, metabolische Störung
- Hypothermie
- Herzbeuteltamponade
- Intoxikation
- Thrombose, koronar oder pulmonal
- Spannungs-Pneumothorax

Abb. 2b Erweiterte lebensrettende Maßnahmen bei Kindern (ERC)

Reanimationsalgorithmus Erwachsene (BLS)

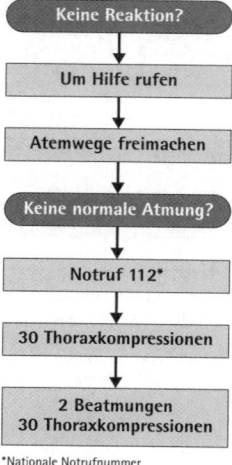

*Nationale Notrufnummer
112 (D), 144 (A/CH)

Abb. 3a Lebensrettende Basismaßnahmen bei Erwachsenen (ERC)

Reanimationsalgorithmus Erwachsene (ALS)

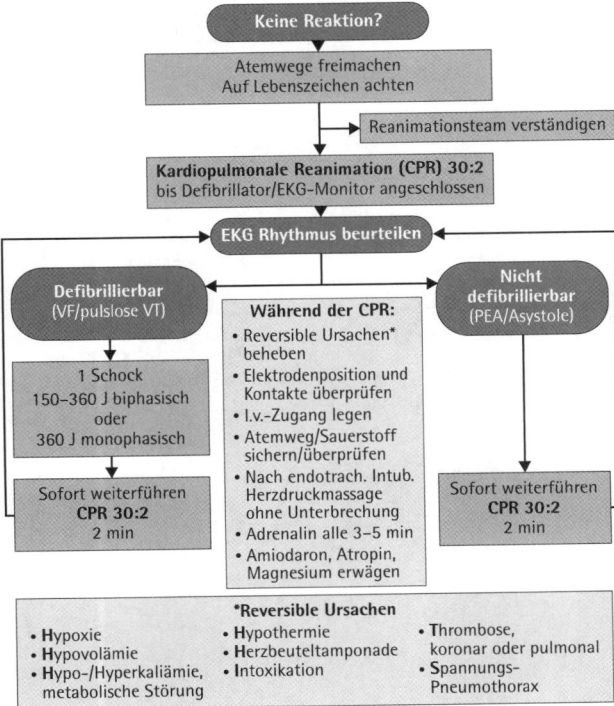

Keine Reaktion?

Atemwege freimachen
Auf Lebenszeichen achten

Reanimationsteam verständigen

Kardiopulmonale Reanimation (CPR) 30:2
bis Defibrillator/EKG-Monitor angeschlossen

EKG Rhythmus beurteilen

Defibrillierbar
(VF/pulslose VT)

Nicht defibrillierbar
(PEA/Asystole)

1 Schock
150–360 J biphasisch
oder
360 J monophasisch

Sofort weiterführen
CPR 30:2
2 min

Während der CPR:
- Reversible Ursachen* beheben
- Elektrodenposition und Kontakte überprüfen
- I.v.-Zugang legen
- Atemweg/Sauerstoff sichern/überprüfen
- Nach endotrach. Intub. Herzdruckmassage ohne Unterbrechung
- Adrenalin alle 3–5 min
- Amiodaron, Atropin, Magnesium erwägen

Sofort weiterführen
CPR 30:2
2 min

*Reversible Ursachen:
- **Hypoxie**
- **Hypovolämie**
- **Hypo-/Hyperkaliämie**, metabolische Störung
- **Hypothermie**
- **Herzbeuteltamponade**
- **Intoxikation**
- **Thrombose**, koronar oder pulmonal
- **Spannungs-Pneumothorax**

Abb. 3b Universeller Reanimationsalgorithmus für Erwachsene (ERC)

Reanimationsalgorithmus Klinik

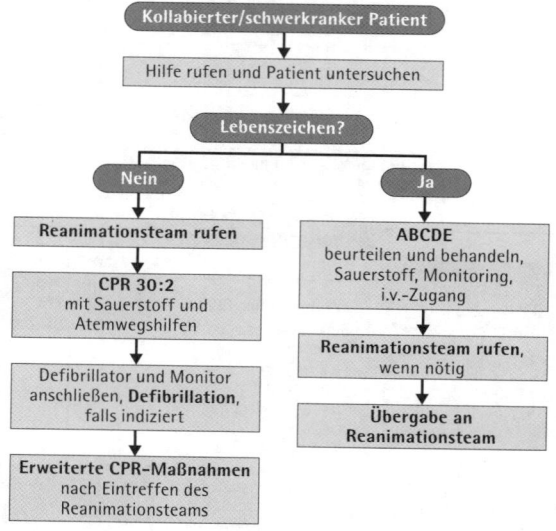

Abb. 4 Innerklinische Reanimation (ERC)

Reanimationsalgorithmus AED

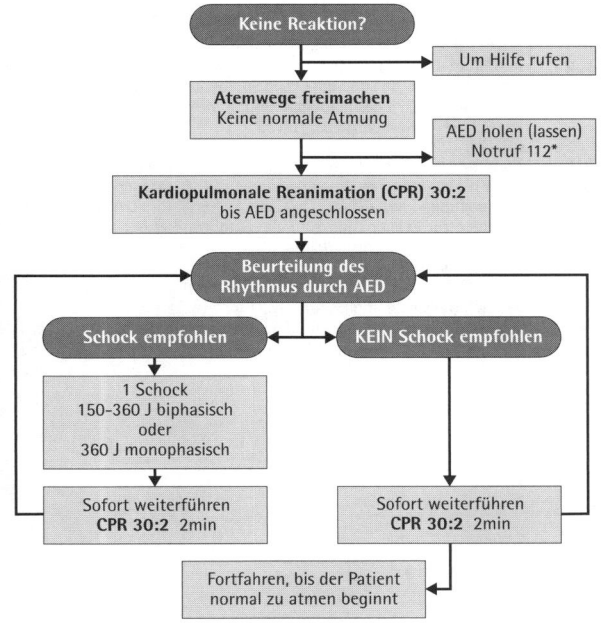

*Nationale Notrufnummer 112 (D), 144 (A/CH)

Abb. 5 Kardiale Reanimation unter Verwendung eines externen automatisierten Defibrillators (AED) (ERC)

Bildquellennachweis

Sämtliche mit (ERC) gekennzeichneten Algorithmen wurden mit freundlicher
Genehmigung von Springer Science and Business Media übernommen.

Abb. 1, Biarent D, Bingham R, Richmond S, Maconochie I, Wyllie J, Simpson S,
Abb. 2a, Rodriguez-Nunez A, Zideman D (2006) Lebensrettende Maßnahmen bei
Abb. 2b Kindern (Paediatric Life Support, PLS). Abschnitt 6 der Leitlinien zur
Reanimation 2005 des European Resuscitation Council (2006)
Notfall+Rettungsmedizin 9: 90–122

Abb. 3a, Handley AJ, Koster R, Monsieurs K, Perkins GD, Davies S, Bossaert L
Abb. 5 (2006) Lebensrettende Basismaßnahmen für Erwachsene und
Verwendung automatisierter externer Defibrillatoren. Abschnitt 2 der
Leitlinien zur Reanimation 2005 des European Resuscitation Council.
Notfall+Rettungsmedizin 9: 10–25

Abb. 3b, Nolan JP, Deakin CD, Soar J, Böttiger BW, Smith G (2006) Erweiterte
Abb. 4 Reanimationsmaßnahmen für Erwachsene (ALS). Abschnitt 4 der
Leitlinien zur Reanimation 2005 des European Resuscitation Council.
Notfall+Rettungsmedizin 9: 38–80

Index

Numerics

4-DMAP *(Dimethyl-aminophenol)* 33
5-HT3-Antagonist 80

A